ウクレレで認知症を退治する本

坂根　剛
SAKANE TSUYOSHI

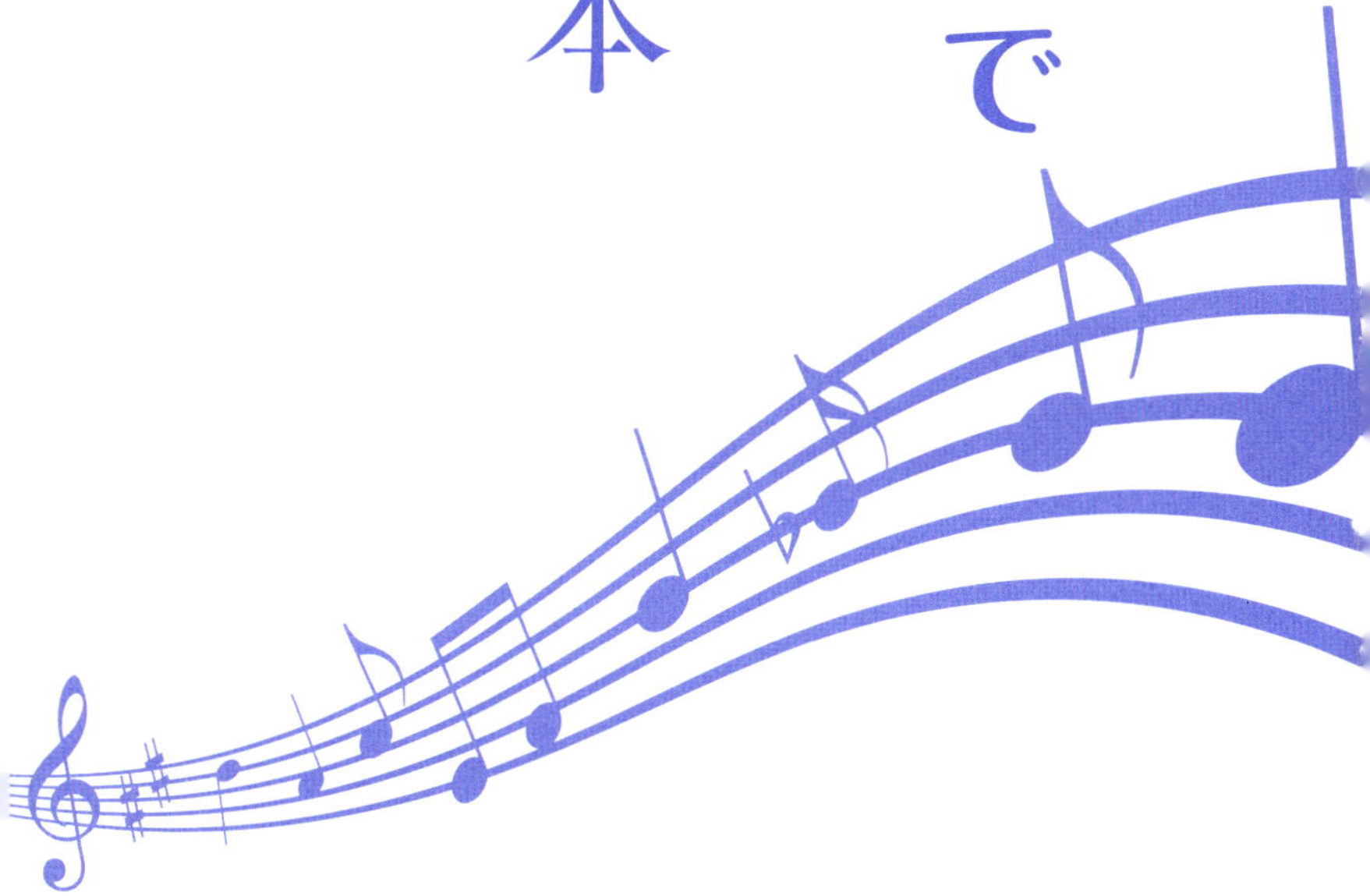

ほおずき書籍

はじめに

みなさん、こんにちは、ウクレレプレーヤー、鍼灸師の坂根剛です。

ウクレレを弾いてボケ退治！
ウクレレを弾いて人生を豊かにする！

このようなテーマでこの本を書いたのは、私たちの多くが〝歳をとる〟ということに対してあまりに無防備に身を任せ、その結果、老化を仕方がないものとして受け入れている現状に対して一石を投じたいと思ったからです。「加齢」と「老化」は別に考えないといけません。**特に脳については歳をとっても老化させないことができます。**その方法をウクレレという楽器を使って楽しく、やさしく提案します。

今までウクレレなんて触ったことがない、それどころか楽器にも一切縁がなかった、という方でも大丈夫です。むしろそういった方にぜひこの本を通じてウクレレの楽しさ、音楽の素晴らしさを知っていただきたい、**それも簡単に体験していただきたいのです。**もちろん、すでにウクレレと楽しく過ごされている方にとっては、さらにウクレレライフの幅を広げるアイデアがたくさん見つかることでしょう。

私たちの誰もが老いていきます。生き物として避けられない運命です。そして歳をとっていくと、今までできていたことができなくなったり、物忘れがひどくなったりしてきます。生きていくことが嫌になることすらあります。

できればずっと若いままで春秋を謳歌していたい。若いうちはなかなか実感できないですが、歳を重ねて人生の重みがわかる頃になってくると若さのありがたさが骨身にしみてきます。

そこで、**本当に歳をとることは嫌なことばかりなのか?**

その加齢というものをしっかりと考えてみたいと思うのです。

私は長年、鍼灸師として主に患者の方の痛みに対してアプローチしてきました。

いろいろな患者さんとの関わりを通じて、春秋を重ねつつ豊かな人生を送るとはどういったことなのかを考えさせられました。彼らの中には円熟といってよい、素敵な年のとられ方をしている人がいらっしゃる一方でそうでない方も多くいらっしゃいます。

その違いはなんなのでしょう？

その違いについて、実は〝身体の状態はさほど関係がない〟ように思われます。もちろん痛みがあったり身体に不自由があれば当然、日常生活に影響が出ます。そして人生の質にも大きな影響を与えます。また加齢による身体機能の衰えは、程度の差はあってもすべての人に訪れます。それでもなお、老いて人生を豊かに過ごされる方は確実にいらっしゃいます。

この人生を豊かに過ごせるか？　過ごせないか？　その違いはどこからくるのか？

その答えとして私は、**なによりその方の脳の健康状態によるものである**、と考えました。なにしろ私たちは身体の衰えに不安を感じつつもそれよりもさらに頭の衰え、いわゆる〝ボケる〟ことに大きな不安を感じています。それは恐怖と言っても良いほどです。ところが私が関わっている多くの〝老いてもなお元気な方がた〟は、このボケとはまったく無縁と言っても良い人ばかりです。むしろ一般の若い方よりも考え方や発想がハツラツとしています。

そしてこのような方がたには共通点がありました。それは**今を「楽しむ」ことができている、**ということです。それは、今現在行っていることにフォーカスできるかどうか、ということになります。これこそがまさに生涯を通じて健康に脳を維持する方法と思い知らされました。
そして、それがたくさんの人が理解し実践できる方法であれば、これをボケ退治法として紹介することで、老いてもなお豊かな人生を送るためのお手伝いができると思い至ったわけです。
そこであなたにもう一度、ご自身の本当の気持ち、心の声と向き合う作業を行っていただきたいのです。

今、自分の人生は豊かなのか？

「はい、とても充実して楽しい毎日を送っています」と自信を持って答えられる方は幸せですね。しかし「どうだろう……」と感じている方も少なくないはずです。もしかするとほどんどの方がそうかもしれません。しかし、もしあなたがここでこれは少ししっかりと考えないといけないな、と思われたならとても良い機会になります。おおげさではなく、人生の質に変化を与える絶好のチャンスになります。

では、実際どうすれば人生を楽しく豊かにできるのでしょう？

この本では、豊かな人生へのヒントと具体的な実践方法を提案させていただいています。それはいままで私が出会った素敵な方がたとのふれあいを通じ、またその方がたから教わったいろいろなことをベースにまとめた、人生を豊かにするためのとてもシンプルな実践方法です。実際に施術中に患者の方の身体を通じて教わったことも少なくありません。文字どおりふれあいを通じてです。

そして本書のタイトルのとおり、それをウクレレという楽器を使ってやさしく、楽しく実践する方法をお伝えします。

しかし、なんでウクレレ？ と思われる方もいらっしゃるでしょう。それは、私が患者の方々との関わりを通じて、そしてセミナーや講演会での経験をもとに**ウクレレこそ認知症予防にもってこいの相棒になると確信したから**です。

例えば私のセミナーでは「おもろく、正しく、気持ちよく」をコンセプトにお話をさせていただいていますが、ある時そのセミナーで、ウクレレを使ったアクティビティを取り入れました。これが予想以上の反応と効果だったのです。「これはちょっとすごいことかもしれないぞ、ウクレレにはとても大きな可能性があるんじゃないか」と思ったことがきっかけでした。

また音楽のイベントで、ウクレレを弾いたときの人々の反応にも変化がありました。それまでギターで行っていた演奏をウクレレに持ち替えて演奏したのですが、聴いている人びとの反応が違うのです。これは私にとっても驚きでした。最初は単にギターよりめずらしい楽器なので注目度が高いのかな?と思っていたのですが、同じことがまた次のイベントでも起こります。ショッピングモール等でのイベントでも、立ち止まって聴いてくれている人数がいつもより明らかに多い！　そして演奏後の感想を聞くと「ウクレレの音が心地良い」「癒される」「とても気持ちが明るくなる感じがする」などのとても嬉しい意見を頂戴したのです。その独特の音色に、人を惹きつけ何かワクワクさせる力があることを教えてもらいました。

そしてなによりウクレレを弾いている私自身がワクワクしていたことをよく覚えています。またウクレレ教室などで、この楽器を教える機会も増えました。そしてそこでも感じることですが、ウクレレという楽器の習得の容易さや音楽の醍醐味を感じるまでの過程のシンプルさは本当に際立っています。こんな素晴らしい楽器を心の癒しや脳の活性化に使わないのはもったいない！と思い、この本を書く決心をしました。

ウクレレという楽器は小さな楽器です。しかしその能力と可能性はとても大きなものであり、脳の活性を助けることについてはその効果は絶大であると確信しています。

そして一人でも多くの方がこの本を通じてウクレレを手にして音楽の醍醐味を知り、人との交わりを楽しみ、生きていることにワクワクし、人生を豊かにする一助になれば、これほど嬉しいことはありません。

ウクレレで認知症を退治する本●目次

はじめに……i

第1章　いつまでも若々しく活躍するために……1

1　ボケるのもボケないのも考え方次第……2

認知症の正体／加齢による脳の変性／認知症のタイプ／ボケ予防の鍵は海馬と前頭葉／思考不足と運動不足／ＢＤＮＦに注目／今、始めましょう／長寿と脳の大きさ／脳は老化しない？

2　行動がすべてのカギ……24

認知予備力の強化／行動が最高の糧になります／科学のチカラも利用しましょう／有酸素運動は心と頭と身体へのごちそう／好奇心と脳／ドーパミンは両刃の剣？／寝る脳は育つ／脳トレは必要？／デュアルタスクで活性化／あぶないデュアルタスクに気をつける／楽器演奏はデュアルタスクに溢れている／エフィカシーとコンフォートゾーン／脳のネットワークは人とのネットワーク

第2章　健全な肉体に健全な脳が宿る……53

1　脳を健康に保ちましょう！……54

五感を磨きましょう／おもろく、正しく、気持ち良く／脳を成長させましょう／食事はやっぱり大事です／朝方生活のススメ／ファンエイジング／心はどこにあるの？／ホルモンを味方につけよう！／愛は惜しみなく与う
2　脳と音楽……………………………………74
趣味を持つ／中年以降の楽器への挑戦は値千金／楽器の選択はとても大事／なんと免疫力もアップするのだ！／耳はなかなか疲れません／楽器の演奏が老化を遅らせる！／脳のエネルギーは音が左右する
第3章　だからウクレレなのです！……………………………………91
1　ウクレレはあなたのベストフレンドになれる……………92
小さくても大きな能力を持った楽器／可能性は無限大／特徴的なその音色／禁酒とウクレレ／6弦ウクレレ／弾き語り、弾き踊りにトライしましょう
2　人生を積極的に楽しむのが勝ち……………………107
加齢と老化／自分の人生の責任は自分でとる／過去でもない、未来でもない、今にフォーカスします／好奇心こそ若さの証拠／ピン！ピン！ピン！で生きましょう！／弾かなきゃ、そんそん！

あとがき

第1章

いつまでも若々しく活躍するために

1 ボケるのもボケないのも考え方次第

認知症の正体

まずは、私たちが恐れている〝ボケ〟というものがどういうものなのかを明らかにしていきましょう。

不安は、漠然とそれを恐れているといった状態が一番タチが悪いのです。

単に〝嫌だなぁ、怖いなぁ〟と思っているだけの状態では解決策も見当たらず、袋小路の中で、ただただ心が虫蝕まれるだけなのです。

しかしその正体を暴いていくだけでも、不安というもののかなりの部分をやっつけることができます。この本では、そこからさらに進んで〝コテンパンに〟退治していきましょう。

ところで「ボケ」という表現ですが、これは加齢に伴う記憶力の減退や精神的、人格的な変化についての通俗的な表現です。かたや「認知症」は医学的用語として使われることが多いです。つまり「ボケ」と「認知症」はほぼ同義に使われると思って良いでしょう。本書でも同じような状態を、文脈によって「ボケ」または「認知症」という違う言葉で表現しています。しかしほぼ同じと捉えてください。しかしここで「認知症」と単なる「物忘れ」との違いは明確にしておかなければいけません。「物忘れ」と「ボケ・認知症」との違いは次のようなことになります。

「物忘れ」は生理的に自然な加齢により起こるもので「良性健忘」と言われます。何かをするために2階に上がってきたのに「はて？　何をするんだっけ？」とか、人の名前がなかなか出てこない、顔やその人のエピソードとかは言えるのだけれど名前だけが出てこない、よく「喉元のここまで来てるのに」などと歯がゆい思いをする、あれです。これについては心配する必要はありません。あとから〝そうそう〟と思い出すことができれば大丈夫なのです。

少し専門的な話になりますが、思い出すというしくみは、

1　記銘
2　貯蔵
3　検索

の3つのプロセスで構成されています。そして喉元まで出てきているのに名前が思い出せない、といった状態はこのプロセスの3つ目である検索（探しだすこと）の機能が一時的に疲れているだけで、脳内の記憶そのものは破壊されてはいないのです。

一方で、認知症というものはどういった状態なのでしょうか？

これは記憶力、思考力、判断力等が低下して日常生活に支障をきたす症状のことです。**生理的に自然な加齢の延長ではなく病気の結果として起こるものと捉えてください。**

例えば脳梗塞などの脳血管障害の病気またはアルツハイマー型に代表される脳の萎縮変性の病変、あるいはうつ病などの精神の病気との関わりで発症するものなのです。そういった方は日常生活のいろいろな場面で問題行動を起こしてしまいます。人とのコミュニケーションがとてもとりづらくなり、時にはまったくとれなくなることもあります。その場合は専門の医療機関での対処が必要になります。

一般的には単なる「物忘れ」だけでは「認知症」とは言いません。そして単なる「物忘れ」を「認知症」と恐れたり、またその兆候になるのではないか？と過度に不安になることは避けなければいけません。これはとても大切なことです。

明らかに認知症でないにもかかわらず、ご自身が〝認知症になるのではないか？〟と日々不安になっておられる方は、私の患者さんの中にも少なからずいらっしゃいます。冒頭でお話ししたとおり、この状態は心身にとって良くないだけでなく、本当の認知症になるリスクを発生させます。とは言うものの、この不安感は単なる説明や理屈だけではなかなか払拭することはできません。大げさに聞こえるかもしれませんが、生きるということへの意識改革が必要になります。しかしそれは、案外シンプルなきっかけから実現するものです。この本を読み進めていただければ、その具体的な方法についてわかってもらえると思います。

話を元に戻します。

確かに歳をとっていくと、ものを思い出すという作業に時間がかかるときがあります。それは先ほど述べた「検索」という作業がうまくいかないからです。それは、私たちの脳が歳をとっていく過程で少しずつ萎縮していくからなのです。また血液の循環の低下で、シミのようなものも出来てきます。現在はこのような変化もＭＲＩなどの画像で実際に目で見ることができます。

しかし萎縮があってもシミがあっても、ボケない人はボケません。萎縮等の変性があっても、それが必ずしも認知症になるとは限らないことがわかってきています。

しかし認知症になることへの怖さはなかなか取り去ることはできませんね。だれもがボケたくはないです。また認知症を患っている人を見て「ああはなりたくはない」と思います。さらには身内の人、とくに親がそうなったときには本当にやりきれない気持ちになります。また介護する側・される側にとっても、この認知症という症状によってとても残酷な場面を作ってしまう場合もあります。

しかし何度も言いますが、高齢でもしっかりした人はいらっしゃいます。死ぬ直前まで聡明で、接していても感銘を受ける方が少なからずいらっしゃいます。

なにが違うのか？　持って生まれた素質や知能指数でしょうか？

いいえ、違います。

それは考え方や日々の生活のちょっとした違いなのです。そしてそれは決して特別なことではなくて、誰でも実践できるシンプルなことなのです。

本書では、これからこのことについて、みなさんと一緒にひとつひとつ紐解いていきましょう。

加齢による脳の変性

私たちの脳の神経細胞ですが、これは置き換えが利きません。髪の毛や皮膚の細胞は再生を繰り返しますが、脳の神経細胞は一度損なわれると再生しないことになっています。

ところが、万能細胞等で今までは無理だった神経細胞の再生が可能になるという夢のようなことが、徐々に実現化しつつあります。そうした研究はとてもワクワクする内容なのですが、その詳細は他に譲って、とりあえず今現在の医療状況でのことを述べてみたいと思います。

まずその脳についてですが、この器官は５歳までに急速に成長しその後は緩やかな成長のカーブを描きます。その後20歳を過ぎると今度は逆に脳の重量は減っていきます。私たちが成人式を迎える頃には生理的な脳の成長はピークを打つのです。

つまり脳は20代くらいからすでに老化が始まります。40代になると老化はその速度を増し、とくに「前頭葉」と呼ばれている部分の機能が真っ先に低下します。そして残念なことに、この前頭葉が好奇心や創造力または意欲などの**思考の若々しさをコントロール**している部分なのです。

だからこの部分が老化するとやる気が減退したり、頑固になったり、うつっぽくなったり、いわゆる心の側面から老けてくることになるのです。

その上、歳をとると〝脳にシミのようなもの〟が出来ます。これは「アミロイドベータ」と呼ばれるもので、脳内での神経伝達に悪い影響を及ぼしていると言われています。

つまりは、歳をとると悪いことだらけで良いことなんて一つもないように思われます。

果たしてそうなのでしょうか？

実はそうではないことが、最近の研究結果でわかってきました。

認知症のタイプ――アルツハイマー型／脳血管障害／うつ病

次に、脳の健康が損なわれる認知症の種類と、その具体的な要因についてみてみたいと思います。

認知症発症のメカニズムについてはまだまだわからないことが多いのですが、アルツハイマー型、脳血管障害、レビー小体型が今のところ主な原因と考えられています。

アルツハイマー型は認知症の原因の約半分を占めます。アルツハイマー型自体の原因もよくわかっていませんが、現象としては脳萎縮があって脳内の伝達物質の分泌が減り、それによって、ものを覚えたり、判断したりする能力が障害されると考えられています。

脳血管障害は認知症の原因の10％から20％と言われています。これは脳梗塞や脳出血のために神経細胞や神経線維が壊れ、そのために起こる障害です。

レビー小体型も10％から20％と言われています。これは脳の神経細胞内に異常なタンパク質が発生して脳の正常な働きを阻害するもので、これもはっきりとした原因はまだわかっていません。それ以外には脳の代謝障害、感染症、薬物、ビタミン欠乏や電解質異常、低酸素血症があります。

そして、忘れてはいけないのが「うつ病」です。うつ病は認知症の重要な危険因子になります。それにもかかわらず多くの人がこの病気に対して目を背ける、あるいは無視をする傾向にあるという事実も大きな問題です。

例えば「うつ病は精神的な特殊な病気であって自分には関係がない」とか、「この病気にかかるのは心が弱いからだ」とか、または「うつ病になるなんて恥ずかしくて相談するのも憚られる、ましてや病院になんて行けやしない」と思っている方が少なからずおられるということです。

しかし**うつ病は立派な病気であり「根性」や「がまん」の精神論で克服すべきものではないのです。**なぜならうつ病は、心の持ちようが主たる原因ではなく、何らかの病変により脳内の伝達が阻害されて脳の働きがうまくいかない状態だからです。

これらの病気については、そのサインに気がついたらできるだけ早くしかるべき医療機関を受診することが何よりも重要になります。

そのためにも、家族や友人のネットワークの強化が重要になってきます。外的な社会のネットワークが内的な脳のネットワークの強化にとても関係が深く、これについてはあとで詳しく述べていきます。

ボケ予防の鍵は海馬と前頭葉

では実際に「物忘れ」と「認知症」はどのように区別できるのでしょうか？

先ほど「鍵をどこに置いたのか、どうしても思い出せない」「2階に上がってきたものの、なんで上がってきたのか思い出せない」などというのは単なる健忘（物忘れ）であり認知症ではないと言いました。まして「このところ人の名前が喉のここまで出てきているのに、口からは出てこない」というのはまったく心配することはない事象とも述べました。

ただし、次のようなことが起こった場合は要注意です。

例えば、「先日出席した孫の結婚式のことをすっかり忘れている」とか「先月みんなで行った家族旅行のことを思い出せない」などです。つまり心に残るはずのイベントなのに、その出来事自体を忘れている場合などです。このようなケースは残念ながら「認知症」と言わざるをえません。それともう1つ、人格についてです。温厚だった人が怒りっぽくなったり、それまでの行動からは考えられないようなことをしはじめたとき、つまり人が変わったような印象を受けるときです。今までに見たことのないような感情をあらわにする、など人格的な崩れを見せたときは脳の退行変性による病変に侵されている可能性が高いのです。

これは、とくに脳の「海馬」と「前頭葉」という部分に変化が生じたときに起こる症状なのです。

海馬という器官は記憶の司令塔のような働きをします。記憶には頭で覚えること（「陳述的記憶」といいます）と、身体で覚えること（「手続き記憶」といいます）の2つの種類があります。海馬はこのうち頭で覚える陳述的記憶についてとても重要な役割を果たします。友達と約束をしたり、新しい人とのステキな出会いがあり、そのことを心に留めることができるのはこの海馬のおかげなのです。

長期記憶は大脳皮質にファイルされるのですが、これも海馬を通じてファイルされます。そのため初恋の思い出も海馬がしっかり働いてくれないと、その甘い面影に浸ることができなくなります。

そして前頭葉は人の思考、意志、感情のコントロールに関係が深く、まさに人格の形成に直結している器官といえます。ただ前頭葉は年齢とともにいち早く老化が始まってしまう場所なのです。さらに前頭葉についてのもう1つ重要な点は**廃用性の機能低下**です。

廃用性というのは使わないことによってその機能が低下していくことです。とくに前頭葉という器官は、その廃用性による機能低下が起こりやすい場所なのです。

では、この海馬と前頭葉をボケから守るためにはどうすれば良いでしょうか？

その対策は、とにかく前頭葉の機能を楽しく使うということです。

思考不足と運動不足

前項では、前頭葉の廃用性について述べました。そういうことであれば、脳をどんどん使っていくことによって機能を衰えさせなければ良いということになります。歳をとっても若々しくいられる方、発想が豊かな方、現役で活躍されている方は、しっかりとこの器官を使っているのです。

またこの前頭葉は、ワーキングメモリー（作業記憶）と呼ばれる種類の記憶を担当しています。これが創造性や人間としての個性や豊かさを支える記憶なのです。これは短期記憶でもなく、また長期記憶でもないある一定の目的のため作業時に一時的に保存される記憶とされています。計算機のメモリー機能に似ています。この機能が衰えると、今までなんでもなかったことがややこしく感じたり、急に面倒くさいと思ったりまた簡単に判断できていたことが決められなくなったり、怒りっぽくなったりするのです。昔でいう「雷親父」になってしまいます。

このワーキングメモリーを衰えさせないためには〝面倒くさい〟という気持ちに注意しなければ

ばいけません。しかし注意するといっても自然と湧き起こる「面倒だ……」という気持ちに対して抗うことは難しいです。そして、一度面倒くさいと思ってしまうとなかなか行動に移すことができなくなってしまいますよね。それまでは自然とできていたことが、気がつくと億劫になってできなくなっていたりすることもよくあることです。

これは運動不足ならぬ思考不足という状態です。

運動不足になると体がなまって、今までできていたこともできにくくなってしまいます。動かさないことによって筋力の低下や筋神経系の疎通に滞りが生じるためです。

これは年齢に関係なく、若者であってもけがとか何らかの理由で数日ベッドで安静を強いられた場合、とたんに体の動きは悪くなります。ときには歩行もおぼつかなくなることもあります。

実際に私の患者さんでも次のようなことがありました。この方は高校生でありバレーボールの選手だったのですが、事故で足を骨折してしばらくベッドでの生活を余儀なくされました。今とは違い、その頃は骨折しても術後すぐにリハビリをするという考えが十分普及していなかったので、退院時には足だけでなく全身の筋力も落ちてしまっていました。松葉杖での歩行も危なっかしくて当然バレーボールなどまったくできません。元に戻るのに1年以上もかかりました。

これは骨折ではなく、使わないことによっての機能低下のためです。人の身体は使ってこそ、その機能を維持できる、または発達させることができるのです。このことは脳にも当てはまります。脳は身体と違ってその人の外見を見ても状態まではなかなかわかりません。しかし外見はわからずとも身体と同じ、いや、それ以上に、シェイプアップされた脳と、普段から鍛えられていない脳との違いは歴然と存在します。これはまさに普段から脳を使っているかいないか、の結果なのです。

それではどうやったら鍛えることができるのか？　これが問題ですよね。良いということはわかっているけれど、では実際どうすればいいの？ということになります。

ここでとても大切なポイントがあります。

それは、**もし良いことが楽しいことだったらそれを始めることが容易になります。そして続けることも難しくない、ということです。なにかワクワクする楽しいことでないとなかなか継続は難しいのです。**ましてや歯を食いしばって努力しないといけないことであれば長期間の継続はまず不可能でしょう。

継続は力になります。これはまぎれもない真実です。それゆえ脳に良いことでかつ**ワクワクする**作業を見つければよいのです。

しかし、そんな虫の良い話があるの？と思われるかもしれませんが、それがあるのです。

実は、世の中で偉業を達成できている方の多くは毎日のルーチンワークをワクワクしたものに変えていく達人なのです。もちろん、今ここで私たちが偉業という大それたことを達成しなくてもいいのです。脳を健康にする方法をこの本から得て、それを実行し、結果的に一人一人の人生を豊かにすることができればそれで十分です。でもそれこそ、人としてのなによりの偉業かもしれませんね。

ＢＤＮＦに注目

脳を鍛える具体的な方法は、次の章でじっくりと確認していきます。その前にもう少し脳についてお話しさせてください。

脳については、わからないことがたくさんあり、まだまだ未知なる領域なのですが、それでも近年かなりのことがわかってきました。その１つがＢＤＮＦ（Brain-Derived Neurotrophic Factor）という脳由来神経栄養因子と呼ばれるタンパク質です。これがとても注目されているのです。なぜかというと、認知症やうつ病などの脳に関わる疾患では脳内で、このタンパク質がとくに減少していることが明らかになってきたからです。ＢＤＮＦは脳以外でも存在するタンパク質なのですが、とくに脳に関わる神経疾患に対して、その存在が重要視されてきているのはそのためです。

ではこのタンパク質はどういう働きをしているかというと、神経の栄養のようなもので、神経を発達・成長させ、増殖し、神経どうしをつなぎ合わせたり、またダメージから修復したりしている、とてもありがたいものなのです。このようなものはたくさんあってほしいですよね。どうすれば増えてくれるのでしょうか？

このタンパク質は薬等で増やすことはできないのですが**運動によって増えることが報告されています**。それも〝快い〟と感じる運動でたくさん増やすことができるとのことです。散歩などの「気持ちいいなぁ」といった状態の運動時に多く分泌されるのです。

つまり**気持ち良く運動するということは脳にとってとても重要であり、ボケ防止において必須と言い切って良いほどの方法**なのです。

頭を使いながら身体も使う、これがボケ防止にとって、とても効果的な心身の使い方なのです。ただし、それにはちょっとしたコツがあります。これについてもわかりやすくお伝えしたいと思います。

今、始めましょう

「今から頭や身体を鍛える？」
「オレはもう歳だからなぁ」
「この歳でやっても効果があるのかな？」
と思う方もいらっしゃるでしょう。

結論から言うと〝今、始める〟ということに遅すぎるということはありません。ここでひとつ興味深い例をお話ししたいと思います。

私の患者さんで85歳の男性がいました。

最初は腰痛で受診されたのですが痛みが強く、自力では座ることもできず寝たきりの状態で、「自力でトイレに行きたい」がとりあえずの願望でした。１週間ほどの施術で腰痛も治り、ぼちぼち動けるようになってくると「盆踊りを踊りたい」とおっしゃられます。

それまでは仕事上、腰痛が治癒すればそれで完了！となるのですが、その頃から私の中で腰痛・ヒザ痛のない身体づくり、人生づくりはどうすればいいのか？がテーマになりつつありました。その上この方がとてもフランクな方で身体について、運動について、食べ物について、普段の過ごし方についてなど、いろいろなことを私に聞いてきます。おのずと当初の症状が治癒した後も施術が続きました。

その上この方にとって「トイレに行きたい」といった切望を私が叶えたわけです。急性腰痛にたまたま鍼灸施術がドンピシャに効いただけなのですが、それこそ私に神様を見るような眼差しで次の希望を訴えます。

「今回は腰痛は治ったが、これからも痛みが起こらないようにするにはどうすれば良いか?」

私としてもこのように接してくれる方に対して真剣にならざるをえません。そこで痛みに対しての対症療法ではなく痛みを再現させないための身体の構造自体に対してのアプローチを中心に施術のメニューを考えました。

結果的には、これが予想以上に効果を発揮したのです。

85歳という高齢にもかかわらず、プログラムを開始した最初の年のお盆にはお祭りへの参加（見学だけだったのですが）ができて、次の年のお祭りでは念願の盆踊りを踊ることができました。もとよりご本人やご家族の方にも、それは喜んでいただいたのですが、私自身がとても嬉しく感動しました。

そして、このことが私にある大事なことを教えてくれました。それはこの方が、とくに身体が強かったからだとか、他の方と環境が違っていたからこの偉業――あえて偉業と言います――を達成できたのではない、ということです。むしろ若い頃から病弱で、身体もきゃしゃな方なのです。

しかし、それではなぜこの方が、ここまでの改善をみることができたのか？

それは**言われたことを素直に、しかも楽しく続けることができたから**、と考えます。これはすごく自然なことであり「好きこそ物の上手」という言葉どおり、好きであれば身につくのだなぁ、と改めて思い知らされました。

そしてこの例が表すとおり、歳をとったって遅すぎるということはないのです。それに楽しいことをするのに年齢制限など、もともとないはずです。

思い立ったら吉日です！

すぐに好きなこと、楽しいこと、ワクワクすることを始めてみませんか？

長寿と脳の大きさ

「脳が大きいと長生きする」というデータがあります。これは動物の寿命と脳の大きさを調べた結果で、両者にはほぼ比例関係があるとのことです。

では人の個人間ではどうでしょう？

実は人間でも、大きな脳を持っている人のほうが、どうやら長生きできるみたいなのです。一見脳の大きさは決まってしまっていると思いますが、成人してからでもその大きさはまだまだ変化させることができるようです。

ではどうすれば**脳を大きく**することができるのか？

脳細胞は他の細胞とちょっと違っていて、一度作られると再生できないので、それを一生大切に使っていかなければいけません。

しかしそれは脳という器官にとって、とても強みになることがわかってきました。

つまり**細胞が再生によって劣化せずに経験を積むことによって、その働きが強化されるということを意味する**のです。そのメカニズムは、枝葉が伸びていき複数の箇所の結びつきが強くなり、ネットワークが大きくなるということなのです。あたかも若木が歳を重ねるにつれて威風堂々たる巨木になるが如くなのです。歳をとってもいろいろな人と交わり、いろいろな体験をすることで脳は大きくなるのです。

また脳の海馬が、記憶装置として大きな役割を持っていることはお話ししましたね。うつ病やアルツハイマー型の患者の方の脳は、この部分の萎縮が顕著に見られます。

しかしこの海馬の脳神経は、歳をとってもその神経細胞自体を増やすことができることがわかってきました。これはすごいことです。つまりこの海馬を積極的に育てるようにすれば、効果的に認知症に対抗できるということなのです。

脳は老化しない？

このように近年、脳についての研究が進むにつれていろいろな新しいこと、今までの考え方を覆す事実が発見されてきています。その中でも私がとくに驚いたのは「脳はその母体である人の身体の寿命よりも健康で長生きをする器官である」ということです。

もちろんそうでない場合もあります。

病気による脳へのダメージやアルコールの多量摂取、不健康な生活習慣は脳の健康や寿命を損ないます。

そして意外かもしれませんが「遊ぶ」という刺激を脳に与えないことも脳の健康を損ねます。

遊ぶといった要素がない作業ばかり行ったり、退屈なことを長期間続けていると、脳というこの素晴らしいコンピュータはダメになってしまいます。

そして前にも言ったように、脳細胞は他の皮膚や筋肉などの細胞とはちょっと様子が違います。どう違うのかというと、一般に細胞は再生を繰り返してどんどん世代を交代させていきます。いわゆる新陳代謝を行うわけです。部位によってその周期は違いますが人の場合、だいたい3か月で身体はそっくり新しく生まれ変わります。この細胞が再生されるたびに遺伝の情報に少しずつ変化が起こるとされています。つまり完璧なコピーを残せるわけではなく、少しずつ劣化していくという事実があります。その結果、人の場合は寿命がだいたい80から90歳というわけです。

しかし脳神経はいったん生まれてきた細胞はずーっと生き続けます。これはすごいことですね。そして健康な状態が続くとその活動は劣化することなく、それどころか経験値が増し、ニューロンという手足のようなものが四方八方に伸びて大きなネットワークを形成するのです。前述の大樹が大地に根を張って天に向かって雄大にその枝葉を大きく茂らせるといったイメージなのです。

そして樹木よりさらに複雑に発展し、伸びた枝葉がその先の違うところの枝葉と手を結びます。つまり他の神経細胞やニューロンと相互に連絡を取り合って、さらに高次のネットワークを形成するということなのです。これは社会のネットワークの形成に似ていますよね。

つまり健全で楽しい団体や組織、企業が、ひとつひとつの脳細胞とすると、社会を脳全体と考えます。そしてそれぞれが手を結んでその生産性を高め、そのすみかである社会あるいは脳全体をより良いものにする、そのような活動になるわけです。

では次に、その脳の特性を活かすにはどう日々過ごしていけば良いのかをお話ししていきましょう。

2　行動がすべてのカギ

認知予備力の強化

さて、ここからは「1　ボケるのもボケないのも考え方次第」でお話しした〝良いこと〟を実現するために、日々実践できることをお伝えします。

まず最初に「認知予備力」という言葉を紹介します。

認知予備力とはなんでしょうか?

これは認知症、いわゆるボケにならない脳の底力みたいなものです。そして驚くべきことに、たとえ脳に老化変性や退行変性が起こっていたとしても、認知症にさせない力なのです。

とても興味深い資料を紹介しましょう。シスター・バーナテッドと呼ばれた修道女がいました。この方は重度なアルツハイマー型認知症だったのですが、亡くなる直前まで認知症の症状を認めることなく、それどころか85歳で亡くなるギリギリまで活動的で、周りの人々に影響力を与え続け、認知能力のテストでも年齢を上回る高得点を出していたのです。

この事実が明らかになったのは、「ナンスタディ」といわれるアメリカでの研究の発表によるものです。これは文字どおり、修道女（nun）の参加、協力のもと行われている研究です。

修道女の多くは20歳代に修道院に入り、そのときに課題として自身のそれまでの人生についての文章を書かされます。その後も定期的に日誌などの課題が出され、修道院にしっかりと保存されます。それらの記録とその後の修道女の状態、また亡くなった後、解剖して脳の状態を医学的に調べ、それらの膨大な資料をまとめた研究結果がナンスタディです。

このナンスタディによって認知症を回避する有力な手がかりがわかってきました。これだけ条件の揃った脳の病理解剖なんて、なかなかできるものではありません。この研究のおかげで、科学的な観点からみた「ボケ防止」の貴重な資料が出来上がったわけです。

ここで私たちが注目すべき内容は、たくさんの人と豊かなコミュニケーションを図り書物や音楽に触れた修道女の方が、認知症になりにくいという事実です。**つまり心を豊かにすることにより認知症になりにくい脳を形成することができるということなのです。**

本章「１　ボケるのもボケないのも考え方次第」で、脳神経のネットワークが社会のネットワークに似ていると言いました。

つまり人の日常の社会のネットワークが、その人の脳のネットワークに大きく影響を与えるということです。

まさにこの脳のネットワークこそ、認知症になることを防止する「認知予備力」というものです。

その力の強大さは加齢による老人斑（アミロイドベータ）や脳細胞の退行変性による萎縮性が起こっていても、なんらボケの症状を呈さないばかりか周りの人々に影響力を与えるほどのリーダーシップを発揮していた、という事実に裏づけられています。

行動が最高の糧になります

その神経細胞のネットワークですが、これはまず細胞から手のようなものが伸びていきます。これを軸索といい、そこからさらに指のような、樹木でいうと枝のような樹状突起というものを伸ばしてきます。そしてこの突起どうしで他の神経細胞と繋がって新しい回路を作ります。

この神経細胞、軸索、樹状突起で結合された回路を一つの単位として、神経回路（ニューロン）と呼びます。実はこの脳内のすべてのニューロンの長さを足すと１００万㎞にもなると言われています。地球一周が４万㎞なので地球25周分もあることになります。この膨大なネットワークの中で電気信号が行き来して、複雑で高度な処理がなされるのです。スーパーコンピュータが人の脳に未だかなわないわけですね。そのような超高性能回路を私たち一人一人が持っているのです。

このことをパソコンで例えると、必要に応じてメモリー(短期記憶)を増設したりCPU(判断)の能力を上げたり、ストレージ（長期記憶）の容量を増やしたりしているわけです。しっかりメンテナンスを行ったパソコンはたとえ型が古くなったとしても能力が優れているのと同じです。

では具体的に、どのようにしてこの認知予備力を強くしていけば良いのでしょうか？

それは、**ずばり行動です。**

活動や行動が人間の脳の質を決めるということです。素質や周りの環境は二次的であり、とにかくどれだけ前向きに自分自身の人生に取り組むことができるか！なのです。

しかし、**決して難しいことや辛いことを行う必要はありません。実はその逆で、自分の周りにワクワクする楽しいことを見つけたり、作っていくことが要点になります。**

対象はなんでも良いのです。自分の中で精一杯楽しく、その時、その時を過ごすことができる活動を見つけシンプルに行動していく、それが認知予備力を強化するカギになりうるのです。

科学のチカラも利用しましょう

ボケにならない術《すべ》がありそうだ、ということがわかっていただけたでしょうか？

そして大切なことは、精神論や根性だけではボケを有効に防止することはできないということです。科学的なアプローチが重要になってきます。幸いにも現在では、今までわからなかった脳のメカニズムもどんどん解明されてきています。それでもまだまだ謎の部分は広大ですが……今、当たり前のことも近い未来には驚くべき事実で覆されているかもしれません。それはさておき、今、科学的に〝これは脳に良い〟と考えられている代表的なことを、とりあえず3つ挙げてみましょう。

1　運動
2　好奇心
3　適度な睡眠

また反対に悪いとされていることを、これも3つ挙げてみます。

１　ストレス
２　運動不足
３　過度の飲酒、薬物等の摂取

良いことと悪いことのイメージは湧きますか？

ここで注目していただきたいのは、これらのことは特別なことではなくて、日常に形成される何気ない行動であり、これが脳にとって良い影響あるいは悪い影響を及ぼすということ、つまり**大切なことは即効性のものではなく習慣なのです。これが脳の健康を決定します。**

例えば食べ物。脳にとって良い食べ物があるかといえば、あるにはあります。しかしそれは、ほうれん草を食べたポパイのように脳が急にバージョンアップするわけではありません。よくチョコレートが良いと言われます。カカオに含まれているポリフェノールは脳にも身体にも良いものですが、食べてすぐに効果が出るわけではなく、ゆっくりと効いてきます。たしかにクタクタになっているときに甘いものを食べると短時間で元気になります。しかしそれは糖によって一時的に疲れを回復しているだけです。

脳のバージョンアップには近道はありません。日々の良い習慣の積み重ねこそ一番の近道、王道なのです。

では良い習慣を形成する具体的な行動を見ていきましょう。

有酸素運動は心と頭と身体へのごちそう

まずは運動をしましょう。決して激しい運動をする必要はないのです。30分の散歩程度の運動で十分です。大切なのは続けることですね。つまり楽しく、気持ち良く行うことに焦点を当てるべきなのです。認知症予防もしくは治療の観点からも、いろいろな国や機関から有酸素運動の効果は証明されています。

例えば一般的なウォーキングを例にとってみると、歩き始めから約15分でベータ・エンドルフィンという脳内ホルモンが分泌されます。これは脳内モルヒネとも呼ばれ、快感や痛み、ストレスを消してくれます。モルヒネなんてちょっと怖い感じがするのですが当然、副作用などなく、しかもモルヒネよりも何百倍の効力があるとされています。そしてさらに歩き続けると約30分くらいでドーパミンという物質が分泌されます。これはワクワク感、高揚感、達成感をもたらすホルモンです。いわゆるやる気スイッチを押してくれるホルモンですね。そしてさらに40分程経てばセロトニンという物質が出現します。これは脳を覚醒させつつ安定させる効果がありま す。落ち着いた満足感を引き出してくれるというわけです。

つまりは**歩くことによって**認知症の条件である**気分の退行、うつ状態へのリスクがみごとに打ち消されます**。それどころか**脳の活性化、若返りを実現**できるのです。

でも、どうしてこのようなことが起こるのでしょうか？　そのことを考えるにはまず人類の歴史を考える必要があります。人はその長い歴史の中で、身体を動かすことにより生き延びてきました。狩猟時代もより多くの食料の捕獲のために考えながら動き回りました。また農耕の時代も体を動かし働きながら、しかもいかに生産性を上げるかをせっせと考えたグループが生存競争に生き残っていったのです。

私たちはその子孫であり**身体を動かしながら頭も使う、そのほうが脳にとって良い結果がでるようなメカニズムを持っているの**です。有名な哲学者も、歩きながら考えることの重要性をよく知っています。このように、歩くことをはじめ軽運動の継続により、脳は多大な恩恵を受けることができるのです。

実際、私も早朝に歩く習慣をもっています。病院に勤めだした30代に始めたのですが、実はその後ライフスタイルの変化によってしばらく休止していた時期がありました。今から振り返るとその時期は、健康面から考えると決して褒められた状態ではなかったことを思いだします。不摂生がたたり入院に至る、そんなこともありました。しかしその後、再び早朝のウォーキングを始めたのが40代後半からでした。そして興味深いのは、朝の運動の習慣が仕事や事業についての好結果に影響しているということです。たしかに今朝歩いたから明日良い結果が出る、というものではないのですが、一定の期間を経てその相関関係は確実に存在することを実感します。

またこの**有酸素運動によって**、先ほど触れた**海馬の体積が増える**ことも証明されました。これは脳細胞の栄養源である15ページで登場したBDNF（脳由来神経栄養因子）といわれるタンパク質が有酸素運動によって体内で増えるからなのです。

これだけではありません。先ほど言った健康脳の大敵である脳のシミ＝アミロイドベータを壊す酵素も、この有酸素運動によって増えることがわかりました。

つまり季節を身体で感じながら、公園や遊歩道を気持ち良く歩くことが、脳にとって一番の栄養のあるおいしい食べ物と言えるのです。

好奇心と脳

好奇心と脳についてのおもしろい実験を紹介します。それは、アメリカのカリフォルニア大学での研究で、クイズを使って好奇心と記憶力の関係を調べるというものでした。まず雑学的な問題をランダムに被験者に出します。その時にまったく関係性のない顔の絵も見せられます。そうすると、被験者がその問題に興味を持てば持つほど、その問題および顔の絵を両方共によく覚えていられた、という結果になったのです。そしてその記憶力は1日経っても優位性を保ち、長期記憶においても効果があることを結果として導き出しています。

実はこの時に、それぞれの被験者の脳をＭＲＩでスキャンしていたのですが、好奇心を強く持った時にドーパミンが分泌されていたのです。このドーパミンという物質ですが、先ほどはウォーキング時のワクワク感、高揚感をもたらすホルモンと紹介しました。面白いと思ったり興味をそそられる対象を見つけた時にもこのホルモンは分泌されるわけです。

感覚的にも、好奇心を持つと集中力が高まるのがわかります。集中力が高まると、それが作業であればより生産的な結果につながるし、それがコミュニケーションであればより良い関係を築くことに貢献するはずです。また好奇心は行動半径を大きくしてくれます。自分が知りたいこと、見たいことを実現するために人に会ったり、例えば博物館や美術館、コンサートなどにも出かけたくなります。そういった行動こそが、脳にとってとても良いことなのです。

そしてこの好奇心を高めるためには、次のことがポイントです。

リラックスをする、毎日を楽しむ、変化を取り入れる、です。

そして**ウクレレがこれらのことを実践するのにとてもよいツール**になることをぜひ知っていただきたいのです。

少し唐突なウクレレの登場ですが、本書で一番お伝えしたいのがこのことなのです。つまりウクレレを弾くことによってリラックスし、音楽を楽しみ、演奏仲間との活動を通して、日常にワクワクした変化を取り入れることができるのです。

ドーパミンは両刃の剣？

ここで、少しドーパミンというホルモンについてお話ししたいと思います。先ほどから、このホルモンは運動や好奇心で分泌すると言ってきました。そしてこのドーパミンはいきいきとした豊かな人生を作るための大切な材料ともお伝えしました。

ところが、このドーパミンも**出すぎると良くない**ということも事実なのです。なぜかというと**快楽ホルモン**という名前で表されるように、快楽を求めるがゆえに**そのホルモンを分泌する行動に依存**が起こったりするからです。具体的な例で言うとギャンブルやアルコール、ゲームに没入し、中毒になってしまうリスクがあるのです。

自分自身をうまくコントロールしているうちは良いのですが、何もかもかなぐり捨ててそれをしないと気が済まない、という状態に陥ってしまうと大変なことになってしまいます。豊かな人生どころではありません。

しかもドーパミンが過剰に分泌されると興奮状態になり、なかなか寝つくことができず、睡眠不足になってしまいます。ゲームに集中しすぎて気がつくと深夜になっていた、なんてことが典型的な例です。

それではワクワクする好奇心を駆り立てる対象や、気持ちの良い運動もあまりしてはいけないの？と警戒してしまいますよね。

しかしここで登場するのが**セロトニン**です。先ほどもお話ししたとおり、有酸素運動においてドーパミンが分泌された後はセロトニンが分泌されます。このホルモンは**過度の興奮状態を沈静化して精神を落ち着かせてくれます**。本当に脳のメカニズムは実にうまく出来ていると感心します。では、このバランスをキープするにはどうすれば良いのでしょうか？

体を動かすことでバランスが保たれます。

先ほども述べたように、適度な軽運動を生活の中に入れるのです。ウォーキングでも良いです。またウクレレで音を出すこともとても良いのです。それは指や手、上半身の運動になり、さらに後でも説明しますが、脳の「音を制御する部分」の活性を促します。それによって脳は、その素晴らしいメカニズムを発揮できるようにプログラムされているのです。

寝る脳は育つ

ドーパミンとセロトニンいう物質のお話をしました。両方ともワクワク・いきいきと生活する上で欠かせないホルモンです。

そしてここでもう一つ、**メラトニン**というホルモンを紹介します。ドーパミンもセロトニンも活動時、つまり私たちが起きて何かを行っている時に関係するホルモンです。その一方で夜、活動を休止して眠りにつくためのホルモンとして、このメラトニンが挙げられます。

このメラトニンは、昼間はほどんど分泌されません。夕方から夜にかけて分泌され、私たちを眠りに誘ってくれる作用を持つことから**睡眠ホルモン**とも呼ばれています。そしてメラトニンの材料はセロトニンから出来ています。つまりストレス等で**セロトニンの分泌が不足するとメラトニンの分泌も不足**します。そうすると不眠という症状が現れます。

そしてこの**不眠という症状はうつ病との関連が深く**、また**うつ病は**前述のとおり**認知症の重大な原因**となってしまいます。

つまりメラトニンの不足もセロトニンの不足も、認知症のリスクを大きくしてしまいます。

睡眠についてはまだまだわかっていないことが多いのですが、少なくとも脳の休息や修復に大きく関与しているのではないか、ということが言われています。

また人の細胞の中にNK細胞（ナチュラルキラー細胞）という細胞があります。これは、がん細胞をやっつけてくれるとてもありがたい細胞です。しかし、睡眠不足になるとこの細胞の活性が低くなります。またNK細胞は60歳代くらいから働きが弱まるとされているので、なおさら睡眠の確保は大切な習慣づくりの一つになってきます。

ところで、世の中には睡眠時間が短くても大丈夫な方たちがいます。そのような方は「ショートスリーパー」と呼ばれています。有名な歴史上の人物ではナポレオンがいます。そのほかには手塚治虫さんや明石家さんまさん、また音楽家のモーツァルトもそうです。人口の約5～10％の人がショートスリーパーとして存在するそうです。これらの方は生まれつき短時間の睡眠が一日のリズムの中で適当とされています。聖路加国際メディカルセンターの日野原重明医師は１００歳を超えても現役で活躍されています。この方も一日の睡眠は4時間半から5時間の短時間睡眠で元気に長寿を保っていらっしゃいます。

このショートスリーパーは遺伝子レベルで決められています。普通の人が無理に短時間の睡眠にすると生理的にたいへんな負荷をかけることになり、最悪の場合は命を縮めることにもなりかねません。著名な方でも現実に短時間睡眠で短命であった方がいました。

逆に、長すぎる睡眠時間も良くないことがわかっています。統計的には、睡眠時間が9時間半を超えると死亡リスクが大きくなり、7時間前後の死亡リスクが一番低いようです。また休日のいわゆる〝寝だめ〟も良くなくて、補助的に睡眠をとる場合は20分以内の昼寝が効果的とされています。

いずれにせよ、睡眠は脳の状態にとってとても大切な要素になります。健康な脳を育てるためにも、できるだけ規則正しく適当な睡眠をとることの価値を正しく評価しましょう。

脳トレは必要?

脳トレが流行《はや》っています。これはボケに効果があるのでしょうか?

実は世界的にも権威のある科学雑誌「ネイチャー」に脳トレについての研究発表が掲載されました。それによると40歳を中心とした約1万5千人に1日1時間以上、週3日、6週間にわたって「脳トレゲーム」を行い、その後認知機能の測定を実施しました。果たしてゲーム自体の成績は向上するものの肝心の認知機能についてはほとんど改善しなかった、という残念な結果になったのです。つまりドリルのような反復作業は脳の一部の機能を鍛えることができても**認知予備力といった脳のネットワークを鍛えることはできない**ということです。

それでは普段から行うことができる、認知症予防に効果的な脳の自主トレーニングはないのでしょうか?

それではここで、簡単に実践できる4つの方法を紹介します。これは「1　ボケるのもボケないのも考え方次第」で登場した前頭葉のワーキングメモリーを鍛える方法です。前頭葉は認知予備力には重要な器官なので頑張って鍛えましょう！

1つ目は、新聞、雑誌、広告やポスター、なんでも良いので今、読んだもの、見ていたものの中から、印象に残っている単語を3つ、4つ思い出します。
2つ目は、文章を読んだり、音楽を聴いたりした時に頭の中でイメージを作ります。
3つ目は、カラオケなどを歌詞を見ないで歌ってみる。
そして最後、4つ目は、必ず楽しく行うこと、これがとても大切です。

これならドリル等を使わなくても普段の生活の中でできます。**さらに効果的にするためには、これを一人ではなく誰かと行うということ**です。

認知予備力とは脳のネットワークの力です。これを強靭にするためには、単一な刺激ではなくて複雑な刺激が具合がいいのです。それも楽しげな、ワクワクするような刺激であれば理想的です。それには一人よりは対戦型のゲーム、さらにはグループで行う作業がより良いのです。

しかし、私がおすすめするとっておきのトレーニングはウクレレです。もしあなたがウクレレを爪弾くことができれば、理想的に脳をトレーニングする作業になります。さらに仲間と合奏することができれば、素晴らしく効果的な脳トレになります。

脳の中の細胞間の助け合いのネットワークは、その人の現実世界・社会の中の友達や知人のおつきあいのネットワークの充実度がダイレクトに反映されると言って過言ではありません。

デュアルタスクで活性化

「デュアル」とは「2つ」という意味です。「タスク」は「作業、仕事」という意味です。つまり、「デュアルタスク」というのは「2つの事柄を同時に行うこと」を言います。ちょっと聞いただけではながら作業のように思われます。しかし、ながら作業とは大きな違いがあるのです。〝ながらの作業〟は結局、どちらの作業にも集中できず、結果として非生産的な作業になってしまいます。

例えばテレビを見ながら勉強している子どもが親から「そんなんでは頭に入らん！　集中して勉強しなさい！」と叱られている場面を想像してみてください。テレビに気をとられて鉛筆を持つ手がおろそかになってしまうことのほうが多いはずです。これでは勉強のほうは身になっていないことになりますね。

しかし、ここでいうデュアルタスクは2つの作業を同時に行いながら、しかも両方ともしっかりと完遂するというとてもハイレベルなことを言います。

とても難しそうですが、実はこのデュアルタスクを、我われは日常生活の中でも無意識に行っていることもあるのです。例えば、考え事をしながら散歩をする、音楽を聴きながらジョギングをする、鼻歌を歌いながら料理をする、などなどです。これらの作業の特徴は、それをすることによってお互いの作業の邪魔をしていないということです。もちろん素敵なアイデアが浮かんでハタと立ち止まることもあるでしょう。それはその時です。それはこのデュアルタスクのおかげで賜った産物かもしれません。その時にはありがたくその贈り物に意識を集中すれば良いのです。

とにかくこのデュアルやマルチ（複数という意味）の作業は脳にとって、とても有益であることがわかってきました。たしかに昔から賢人の多くは、歩きながらアイデアを練るという方法をとっていますね。

これは複数の動作を行うと脳の血流量を増大させることができるからなのです。脳の血流量はSPECT（スペクト）検査というもので調べることができます。

一方、認知症の患者の方の脳をこの検査で調べてみると、あちらこちらに血流量の低下が認められます。

身体に置き換えると足や腰に血行不良を起こして冷えが出ていたり、痛くなったりしている状態を作っていることになるのです。そうならないためには、適度に身体を動かして血液の循環を促進させます。実際に身体を動かすことによってポカポカと暖かくなり、冷えや痛みがとれる場合がありますよね。

脳についても同じです。頭を使うことによって血行が良くなります。この血行を良くしておくことが認知症対策にとって、とても有効になります。そのためにもデュアルタスクを活用しないのはもったいないのです。

あぶないデュアルタスクに気をつける

しかしここで気をつけないといけないのはデュアルタスク、マルチタスクが脳にダメージを与えるという事実もあるということです。

とくに現代はスマートフォンやタブレット端末によってあまりにたくさんの情報が毎日、刻々と入ってきて、私たちの脳を疲れさせてしまっています。例えば人と会話しながらメールチェック、スマホでインターネットの記事を見る、などがその代表ですね。経験のある方も多いかと思います。先ほど触れた「テレビを見ながら宿題をする」というのもそうです。私自身も子どもの頃、よく叱られた経験がありますが……。

これらのことを行っている時に、脳では何が起こっているのでしょうか？

脳は基本的に複数の作業を同時に処理はできないので、たくさんの回路のスイッチを大急ぎで切り替え続けていることになります。これは脳にとって多大な負荷がかかり、とたんに疲弊してしまいます。機械でもスイッチを激しくカチャカチャと切り替え続けると故障の原因になりますね。それと同じようなことが起こっているのです。

同時にこなしているように思っていても、それは錯覚です。メールをチェックしながら能動的に会話をこなすということは脳にとっては無理な作業なのです。

さらに悪いことに、このようなことを行っているとドーパミンが分泌されます。ここで、アレッ？と思われた方もいらっしゃるでしょう。ドーパミンは脳に有益なホルモンのはずです。ドーパミンは脳の味方じゃないの？と思うかもしれませんが、このドーパミンも出っぱなしだと脳が興奮し続けて休む間がなく結果的に脳にダメージを与えます。

それに、実は脳という器官は善悪の判断ができないのです。そこで私たちは科学という力を味方につけて、脳のご主人様となり脳を正しい方向に導かないといけません。まして、このドーパミンによって脳は一度にたくさんのタスクをこなしているという間違った達成感を得て、あたかもスーパーマンになったような錯覚を覚えます。しかし、実はたくさんのことをこなしているように思うだけで一つ一つのことについては確実に集中力が低下しているのです。そのため、出された結果もそれなりなのです。さらにもっと重大なことは、これによって**脳はストレスをため、脳の生理的な機能は損傷を受ける**ということです。

それではどんなデュアルタスクがいいのでしょうか？

脳にダメージを与えず血流量を増やし、活性化させる。一般的には前述した**有酸素運動をしながら行える作業**がいいですね。例えば散歩をしながらおしゃべりをする、一人の場合は歩きながら例えばしりとり、歌を口ずさむなどもよいでしょう。私も歩きながら演奏や歌のイメージングをよくやります。グループでも、ペアーでもお一人でも結構です。ただここでも**大切なのは楽しくやること**です。小学生や中学生だった頃に遠足で友達とおしゃべりをしながら歩いたことを思い出してみてください。楽しさに夢中だったのではなかったでしょうか？　それが脳にとっては最高の状態なのです。

また楽器演奏も、脳にとって理想的なデュアルタスクになります。それについては次に詳しくお話しします。

楽器演奏はデュアルタスクに溢れている

音楽は、この理想的なデュアルタスクを実現できる素晴らしい手段です。音楽を聴くだけでも良いのですが、とくに楽器を演奏するという作業は脳にとって高度で有益なデュアルタスクになります。

例えば、楽譜やコード譜、または歌詞カードを見ると脳はまずワーキングメモリーという場所にその情報をインプットします。そして言語や音韻をそれぞれの分担された場所で処理します。最後に口を使って歌として、または指で楽器を奏でることによりメロディー（音階）やコード（和音）としてアウトプットします。

そのプロセスは脳の認知機能をフル活用する作業なのです。そして、このワーキングメモリーも音楽という創造的な作業も、前頭葉が大きく関わっているのです。前頭葉は前述したように認知症対策にとってとても大切な器官です。まして楽器を演奏しながら歌ったり身体を動かしたりすれば同時に3つ、4つの作業をすることになります。これこそ脳のためのマルチタスクになりますね。ここまで**脳を激しく使っていても演奏は脳にとって有益な作業**になりうるのです。

どうしてこのデュアルタスク、マルチタスクはそうなるのか？

　音楽が脳に対してどのように作用するのかについても近年、多くの研究が行われています。そしてたくさんのことがわかってきました。マサチューセッツ工科大学の研究チームは脳内の血液の動きを視覚化する最新の装置を使って、脳の活動を立体的に測定しました。そして**脳内では言語を処理する回路とは別に音楽に特化した神経回路が備わっている**ことを明らかにしたのです。つまり歌ったり、演奏したりするのは、メールチェックしながら会話をするようなながら作業とは違うのです。それどころかお互い邪魔をすることなく逆に相互に関連しあって広範囲にわたり脳の活性化を促す作業であることがわかりました。

　素晴らしいことですよね。楽器を演奏することが認知予備力を鍛える最強の方法と言っても過言ではないのです。

　でも〝いきなり楽器演奏なんて〟と思われる方も少なくないでしょう。もちろん多少の努力は必要です。しかし、それは思っているほど難しいことではありません。**もともと人は自分の身体の中に音楽を持っているのです。**

　一般的に音楽はリズム、メロディー、ハーモニー（和音）の要素を持っています。例えば歩く周期、心臓の拍動は私たちの基準となるリズムです。手拍子なども自然とリズムで音楽を作ることになります。また感情が高まったときに発生する嗚咽や、楽しいときの鼻歌、何かの作業のときに仲間と声を合わせるなどは自然とメロディーやハーモニーを創る作業になっています。

楽器演奏は、これらのことを自分に合った道具を使って音として出せばいいのです。まずは自分を楽しませるために音を出しましょう。うまい、へたは関係ありません。触っているとだれもがうまくなっていくものです。うまくならないというのは、往々にしてその目的や目標の設定に問題があるか、その楽器が自分に合っていないときなのです。いつも身近にあって、触ることが楽しい楽器であれば、必ず弾けるようになります。それは例えば外国語を習得するのにその国の言葉を話す友人を持つのが一番というのに似ています。

それに脳は、少し頑張れば超えられるくらいのハードルを一番喜びます。そのような環境で楽器演奏に取り組めば、ほぼ間違いなく演奏できるようになります。つまり**最強の認知予備力を強化するパートナーを得る**ことができるのです。

エフィカシーとコンフォートゾーン

ここで「エフィカシー」という言葉について少しお話ししたいと思います。あまり耳慣れない言葉ですね。日本語では「自己効力感」と訳されており

「自分がある状況において必要な行動をうまく遂行できるかという可能性の認知」

と定義されています。とても難解な定義です。砕いて表現すると

「自分だったら、この状況ではこれくらいはできるだろう」

という自分の能力に対しての自己評価みたいなものです。「自信」に似ていますが、自信と違うのは自信がないときにでもこの評価を使うことができることです。つまり、できるかどうかわからない、自信はないけれど、なんとなくこれくらいはできるだろうという自分への信頼感のようなものですね。

　そして「コンフォートゾーン」というのは、自分が安心して居心地よく居られる場所のことです。ここでいう場所というのは、**「日常の行動においての心の居場所」**という意味です。いつもの電車に乗ったり、連続ドラマを決まった時間に楽しむなど、慣れ親しんでいる毎日の行動を行っていれば、コンフォートゾーンにいるというわけです。

　脳は、〝少し頑張れば飛び越えられるくらい〟のハードルをとても喜ぶと言いました。つまり、**このエフィカシーとコンフォートゾーンに少しの変化を与えるくらいの環境変化が脳にとってごちそうになる**ことがわかってきました。

　少しの変化というさじ加減がポイントで、ハードルが高すぎるといけません。ちょっとのチャレンジが一番いいのです。

実は、人間というものはそれが良いことであれ、悪いことであれ、変わることに対して一定の拒絶反応を示します。それは私たちの自然の反応なのです。そして歳をとるごとにその傾向は強くなっていきます。安定のほうにより天秤の傾きが強くなっていくのです。しかし、大切なことは自分の心身も含めて変化しないものはないという事実に向かい合わなければいけないということ。そして、そこには加齢による変化は決して愉快なものではないという大命題が存在します。

ただ、同時に豊かに生きるためのヒントもここに隠されています。脳は変化を喜ぶ、ということであれば自分自身の身体の変化も喜んで受け入れてしまおうという考え方です。身体能力が衰えてもその変化の中で人生に豊かさをもたらしてくれる、いろいろなものを発見し、それに焦点を当てていけば良いのです。そしてそのための環境の変化を自ら作り、または選んでいけば良い。**それが認知予備力を養っていく大きな原動力になります。**

環境の変化といえば、私たちが生きている時代も変わっていきます。またその時その時の社会状況や情勢によって価値観も変わってきます。そしてその波に対してどう向き合っていくのかで、人生の質が決まると思います。潮目を見て、うまくその潮流に合わせていくというのが実は良い方法であるのです。自分をしっかりもっていて決して流されず、しかも自分の身体、周りの環境、時代の変化にも合わせていく、そんな生き方ができれば素晴らしいと思います。

先日、テレビであるお話が紹介されていました。昔から変わらぬ味で有名な老舗の昆布屋さんへのインタビューです。その何代目かの当主にその秘訣を尋ねた時の返答です。
「実はその時その時の時代によって、少しずつ味を変えているのです。もちろんそれはとても少しずつなのでお客様にはわかりまへん。しかし、これをしないと飽きられてしまうんです。これは昔から続いてきてることです。ただやみくもに、がんこに昔のままを踏襲していると衰退につながる、先代からの教えどす。その先代もそう教えられたそうです」

とても含蓄のあるお話だと思いました。私たちも自らの価値観を少しずつ見直していって良いのです。もちろん大きな変化はとても大きなストレスとなり、かえって逆効果です。**飛び越えられないハードルは脳にとっても大きなダメージになります。適切な課題を見つける。少しの変化、しかし確実にワクワクする、そういった変化を人生に取り入れるのです。**

この少しの変化の積み重ねが、素敵な結果の種子になります。脳を健康にするために、このエフィカシーとコンフォートゾーンにちょっとの変化を加えること。そして、それにより人生が豊かになりうるという大きなメリットに注目していただきたいのです。

脳のネットワークは人とのネットワーク

脳内のネットワークと実社会のネットワークの関連をもう一度考えてみましょう。

認知予備力の強化がボケに対してのとても強い予防力になると述べてきました。それは、あたかも脳内で若木が大樹になるが如く、またそれぞれの部分が手を結びネットワークを形成することなのです。

そしてそうなるための具体的な行動は、実社会において人と人との結びつきをいかに大切に育んでいくことができるか、ということにほかなりません。**人とのコミュニケーションが、脳のネットワークを強固なものにします。**

そうはいうものの「私は人づきあいが苦手」という方も少なからずいらっしゃいます。ここで注意したいのは、**コミュニケーションの能力は決して友達の数の多さや特定の人との親密な交友で測るものではない**、ということです。

日常生活の中でのちょっとした言葉のやりとりも素晴らしいコミュニケーションです。スーパーマーケットでのレジでの店員さんとのなにげない会話など、ほんの少しのアクションでできるコミュニケーションなどはステキですね。この積み重ねが、人と人とのネットワークを育み、ひいては脳のネットワークを豊かなものにしてくれるのです。

そして、実はそのようなネットワークを豊かにするのは人とは限りません。それはペットだったり身近な動物や植物、身の回りの自然であったりするのです。私たちは本来、素晴らしい五感を持っています。その五感を使って身の回りのいろいろなことに対してアンテナを張るのです。

それも楽しく感じるアンテナです。せっかく備わっている能力なのですから、楽しいことに使うべきなのです。気持ち良いことにアンテナを敏感にするのです。

可愛がっている子犬の仕草、小川のせせらぎ、木立の中にたたずんだ時の土や樹の匂い、肌に心地よい風、ウクレレのコロコロとした心癒される響きなど、これらのことを積極的に感じようとするアクションが、脳のネットワークを豊かにしてくれます。

第2章

健全な肉体に健全な脳が宿る

1 脳を健康に保ちましょう！

五感を磨きましょう

第1章で「五感」についてお話ししました。では五感とは何でしょうか？　一般的には「嗅覚」「味覚」「聴覚」「触覚」「視覚」とされています。この五感を意識することによって、脳はとても活性化されます。

この五感については、カリフォルニア大学のローレンス・D・ローゼンブラム教授の『最新脳科学でわかった五感の驚異』（齋藤慎子訳・講談社）という本の中に記載されていることをご紹介したいと思います。とても驚くべき内容であり、私もはじめは信じがたいと感じたのですが、実際にその動画を見ることができて大変驚嘆しました。

それはダニエル・キッシュさんという方の話です。この方は生後約1年で両眼の視力を失いました。しかし現在、彼はマウンテンバイク、スケートボードに乗ることができます。普通に乗っているのです。私もYou Tubeで見ましたが、それは見事なものでした。本当にオドロキました。

なぜこんなことができるのかといえば、彼は五感のうちの聴覚を研ぎ澄まし、それによって私たちが視覚で行っていることをやってのけているのです。彼は舌で「チッ！」という音を発し、反射音を感じることによって空間の認識をするのです。まさに〝バットマン〟ですね。これは〝ただ耳が良い〟というだけでなくて脳内での空間認識をも聴覚の部分で行っているのです。

空間認識は普通、視覚野の仕事なのですが、**脳というのは非常に柔軟で、自分が集中する五感にあわせてその関連領域の分担をみごとに再編成するのです。**

私たちは外界の情報収集の大部分を視覚に頼っています。目からの情報でたくさんのことを判断します。例えば、目を閉じてしまえば歩き出すことすら怖くてできません。これに対して耳栓をして歩くのは少々心許ないですができますよね。また最近では両耳にイヤホンをしながら、街を闊歩したり、自転車に乗ったりする人もめずらしくなくなりました。時と場合により危険な行為になりうるのですが、本人たちはそれほど不安を感じていません。ところが目隠しをして同じようなことはまずできないでしょう。しかしダニエル・キッシュさんは見えない状態で自ら音を発して、その反射音を感じることによってたくさんのことを判断し行動します。

ここにも私たちが学べることがあると思います。もちろん私たちが彼と同じことを行うわけではありません。でも、目を閉じて視覚以外の感覚に集中することはできるでしょう。その瞬間、いつもと違った感覚を体感することはできます。

その時に、脳内ではどういったことが起こっているのでしょうか？

実は、脳内のそれぞれの感覚に対応している部分の血流が増大しているのです。情報の行き来が増えて役割の再編成が行われているのです。そしてこれは脳にとってとても良いことなのです。それは初体験のスポーツをするのに似ています。そうすると、今まで使わなかった筋肉を使ったり新しい動作に対しての神経と筋肉の連携が再構築されます。血行も良くなり、もちろん身体にとってとても良いことなのです。そしてここでも大切なことは、**その運動が楽しいものであるべき**ということです。

つまり運動負荷が大きすぎたり、まして苦痛であったりすると、たちまちその運動は身体にとってマイナスの要素になります。もしかするとけがをしたり逆に痛めてしまうかもしれません。五感を鍛えるときも同じです。まずは精神がリラックスできて気持ちの良い環境に身を置きましょう。そして自分の身体と対話するような感じで、匂いや景色、温度や風などを心地よく、そしてそれを楽しく吟味できるような時間を持ちましょう。この作業は脳にとってとても栄養価の高いご馳走になります。

おもろく、正しく、気持ち良く

デュアルタスクや五感を磨く上で、その前提になる大切なことをお話ししてきました。それは**何はともあれ楽しく行うということです。**つまりまずは〝おもろく〟あれということ。このおもしろさを感じながら、物ごとは実行しなくてはなりません。

なぜなら〝嫌々〟行うことや、義務感で行う行動は脳にとって栄養にはならないからです。愉快なこと、好奇心がくすぐられることを思い浮かべてください。例えば気持ちの良い陽光のもと、大好きな歌手のメロディーを口ずさむなど、思いっきりご自身の好きなことを行うのです。

そしてこの前提で正しいことを行いましょう。正しいことは理にかなったことです。今では科学の進歩で脳や身体にとって良いことがどんどんわかってきています。経験的に良いと思われていたことも、その理由が解明されたり、逆に脳について、その認識が実は間違っていたことなどもわかってきています。

とは言え、この分野はまだまだ未解明の部分が多いですが、私たちは、今現在において正しいとわかっていることを行えば十分です。なぜならその大半は**昔から先人がこれは「身体にいいよ」と教えてくれていること**なのです。**経験から良いことは実証されている**のです。

そして「おもろく、正しいこと」を行っていただいた後にはぜひ「気持ち良く」なっていただきたいのです。気持ち良いことを脳が認知すれば良いことの経験値が上がり、またそれを行おうとします。良いことの連鎖が始まり、良い習慣の形成が始まります。**「おもろく、正しく、気持ち良く」、このループが人生の宝物になるのです。**はじめは小さなループで十分です。連鎖というものは、時間経過とともに確実にその効果が大きくなっていくものです。

脳を成長させましょう

さて、脳の大きさとボケとは関係があるのでしょうか？

はい、ずばり言います。脳の大きさは、ボケになりにくさと大きく関係します。

アルツハイマー型などの脳の退行性病変では、脳の萎縮が画像等で確認されますし、病変以外でも高血糖で糖代謝が悪いと脳の海馬が萎縮し、機能が低下することが大規模疫学研究の「久山町研究」やアメリカのコロンビア大学の研究で報告されています。そしてなんと、肥満の人も脳が萎縮しているとアメリカのピッツバーグ大学の研究で報告されました。この研究ではＢＭＩ（Body Mass Index）〔肥満度を表す指標で、体重（kg）を身長（m）の2乗で割って得られる数値」が30以上の人は、ＢＭＩが18・5から25の間の人と比べると、脳の大きさが８％小さくなっていると報告されています。これだけ太ると実年齢よりも16歳余計に歳をとったことになるようです。そして脳についても海馬、前頭葉、大脳基底核という認知症に関わる大切なところに萎縮が起こっていることが発見されました。

脳が小さいということが認知症の原因になるという、あまり気持ちの良くない報告なのですが、それなら逆に大きくするようなことはできないものか？と考えてしまいます。

今まで私たちは、脳細胞は成長期を過ぎるともう増やすことも、発達させることもできないと習ったと思います。しかし第１章の「長寿と脳の大きさ」（19ページ）で述べたとおりこれもまた、そうではないことがわかってきました。とても希望に溢れる発見ですね。

実は**脳は生涯を通じて発達や成長させることができる**、それは**生活習慣によってその神経細胞を増やすことができる器官**なのです。

素晴らしいことですよね。では、具体的にはどうすればいいのでしょうか？　方法はいろいろとあるようですが、例えば軽い運動を行うことで海馬の脳神経が発達し、神経そのものを増やすことができるようです。歩くより少し早いくらいの運動を１日10分、２週間続けることにより海馬の脳神経が増え、６週間で認知機能が向上することがわかりました。
これは筑波大学の研究によって解明されたことなのです。海馬の神経細胞は生涯にわたり再生することができる、そしてそれは軽運動という刺激によって脳内ホルモンの分泌が増えた結果、海馬の神経細胞が増えるというしくみになっているとのことです。

さらにここで私が注目したのは**音楽を聴けばより高い結果が期待できる**という報告です。

音楽を聴くことだけでも脳の感情の回路を活性化しますが、軽運動をしながら音楽を聴くということはデュアルタスクとなり、さらに強力に脳を認知症から守ってくれる、とても強い味方になることは間違いないようです。

食事はやっぱり大事です

「あなたはあなたの食べるものでできている（You are what you eat.）」
これは英語のことわざですが、まさに真実ですね。人は一定の期間で身体の細胞のほとんどが入れ替わります。例えば小腸だと２日、赤血球だと約１２０日、肝臓などは２か月、骨も数年で入れ替わります。一般的には7年くらいでまったく新しい人になっているそうです。なんとなく不思議ですね。つまり、口から入れるものを材料としてどんどん再構築が行われるわけです。

良いものを作るためには、材料も良いものを選ばなければいけません。バランス良く不規則にならず、腹5〜8分目というのが、やはり王道です。それに加えて脳にとって良いとされているものはレシチン、ポリフェノール、テオブロミン、ＤＨＡ、ビタミンB群、オメガ3脂肪酸が含まれている食物です。

具体的な食品で言うなら、レシチンの摂取には大豆食品、納豆や豆腐ですね。また卵黄にも豊富なレシチンが含まれます。チョコレートやココアの原料であるカカオにはテオブロミンが含まれます。ＤＨＡは青魚やカツオ、マグロで摂れます。オメガ3脂肪酸というのはエゴマ油、アマニ油、青魚に含まれている油などから摂れる必須脂肪酸です。またピーナッツやブルーベリー等のベリー類も、脳の神経細胞にとって良い影響を与えます。

しかし、あくまでバランス良く摂取することが肝心です。そして**何より大切なのは、おいしく、感謝しながら、楽しみながら食事をすることです。**

朝方生活のススメ

人類の起源はいつでしょうか？

それは、楽々と二足歩行ができて脳の容量も十分大きく、他のサルの仲間から明らかに区別される動物が出現した時とされています。約５００万〜６００万年前と言われていますね。これが我われ人類の直接の祖先と考えて良いでしょう。

そして、その太古の昔から現在に至るまで、人はほぼ朝日とともに活動し日が沈むと休止してきました。火というものを獲得した後でも一日のリズムはほとんど変わらなかったでしょう。

それが劇的に変わるのは、電気が身近になったこの20世紀になってからなのです。人が深夜まで仕事をしたり、お店に出かけて遊んだり、テレビで深夜番組を見たりするようになったのは、長い人類の歴史からみるとほんの一瞬前に始まったばかりと言えるのです。当然、身体や脳の本来の機能からみると、とても不自然なことです。

それはホルモンの分泌からも言えます。私たちの活動時には自律神経のうち交感神経が優位になり、「ステロイドホルモン」と称される身体を興奮させるホルモンが多く分泌されます。これは言うなれば戦うためのホルモンです。文字どおり「ファイト！」と気合を入れて行動するにふさわしい状態になっているわけです。そして**この分泌のピークは比較的朝の早い時間**でだいたい

7時から8時になるといわれています。仕事にしろ、勉強にしろ、遊びにしろ、活動は身体が「ファイト！」と気合が入る状態の時に行うほうが良いに決まっています。「早起きは三文の得(徳)」というのは真実なのです。いや、その益するところは三文どころではないかもしれません。

もちろんいろいろな事情で夜の時間に大切な活動をしなければならないときもあるでしょう。私自身も演奏や講演、レクチャーのイベントが夜になることがしばしばです。しかし、普段はできるだけ朝の時間に重要なことができるように一日の段取りを組んでいます。夜が遅くなったとしても過度な飲食を控えて、次の日には早起きが辛くないようにする、不足した睡眠は昼寝等の短時間睡眠で補う、などのやりくりをしています。そしてあらかじめ段取りを立てておくということが、これらのことを実行に移せる手立てと考えます。

そうすることにより、一時的な睡眠不足もあまり苦痛ではなくなります。また睡眠補給の昼寝のまどろみが何ものにも代えがたいくらいの楽しみになります。20分程の短時間睡眠ですが、午後の活動に対しての効果絶大のリフレッシュになります。何より一日全体にリズム感が出てきて、人生自体がとても元気になった感じがします。

朝型生活は、私たち人類が数百万年の間に培ってきた楽しく元気に生きていくためのメカニズムなのです。

ファンエイジング（fun in aging）

認知症やがんをはじめ各種の疾病、そして老化の原因は何か？と尋ねられたら、なんと答えますか？

いろいろな答えが考えられますが、その中でも「ストレス」が一番の悪役でしょう。しかし歳をとっていくにつれて、ともすればそのストレスが増える場面も多くなります。そしてストレスをコントロールできなくなってしまうと〝うつ〟になるリスクがとても高くなる。そして〝うつ〟というのは認知症の重大な原因です。

私も実際に老人性うつから認知症になってしまった方を臨床の現場で見てきました。

この問題への対策は、**年齢を重ねるということに対して否定的に反応する気持ちを変えるということ**です。

「アンチエイジング」という言葉があります。これは歳をとることに対して〝アンチ〟、つまり「反対、抵抗すること」です。少しでも歳をとらない方法を見つけて実践すること。具体的には抗酸化の食べ物を摂ったり、運動で持久力や筋力を維持したりすることです。もちろん、こういったことも大切です。

でも、そこからさらに進んでファンエイジング（fun in aging, humor in aging）という考え方があります。歳をとって機能が衰えることを前提に、それに対して過度に抗うことなく、受け入れて、歳をとることも人生の変化として肯定的に楽しもうといった考え方です。

繰り返して言いますが、脳は変化を喜びます。そしてその変化は、脳がその許容範囲内で対応できそうな大きすぎない変化です。その変化に対して好奇心を持つのです。好奇心を持つとワクワクします。ワクワクする心は老化しません。

しかし、なんらかの理由で精神に覇気を感じられず、好奇心やワクワクする気持ちを持てなくなった人は、たとえ年齢は若くてもその姿は老人然としてしまいます。一方80歳を超えてもハツラツと人生を謳歌している方を、私はたくさん知っています。当然後者のほうがいいに決まっています。

でもそのような生き方を実践するのは難しいと感じるかもしれません。しかし、いくつかのコツをつかめば決して難しいことではないのです。それは身の回りに起こる事柄に対しての、自身の反応をコントロールするということです。

ここで医者であり、心理学者でもあるヴィクトール・フランクルという方のことを紹介します。有名な人なので知っている方もおられると思いますが、この方は第二次大戦中にナチスの収容所で極限の体験をしました。普通であれば絶望としか考えられない状況のなかでフランクルは希望を持ち、さらには周りの人に影響力を与える人格を保ち続けることができたのです。フランクルはその著書の中で、「刺激と反応の間には時間があり、その間に反応の仕方を決めることができるのが人間の力である」と説明しています。つまり**一つの事柄に対してもいろいろな反応の仕方がある、そしてどの反応を選択するかはその人次第だ、**というわけです。

現代において彼のような収容所での極限の状態を経験することはまずありません。しかし、その刺激と反応の原則は当てはまります。つまりだれでも歳をとるわけですが、この事実を明るく受け入れ希望を持って日々、楽しく生きていくという反応を選択するのです。私の周りでも実際にそうされている方々は人生をおもろく、楽しく、気持ち良く過ごされています。

これこそまさに脳の状態を健康に保つことで実現できます。その人の生き方はその人の人生に対する考え方の表れです。そして考え方というものはその人の脳が決めることです。

そのような健全な脳にするため、この本の中でも具体的にできることをお話ししてきましたが、大切なのは最初の一歩、最初の行動です。小さくても、はじめのアクションができれば、だれにでもファンエイジングは可能だと思います。すでにこの本を手に取っていただいている。これこそがその最初のアクションになっているのです。

心はどこにあるの？

「心はどこにありますか？」と聞かれたときに、胸を指す方は多いのではないでしょうか？それは例えば緊張した時に胸がドキドキする、また悲しくなったときには胸が締め付けられるような感じがするからですね。感情や心を表す表現には「胸」という言葉がよく使われます。これも人の心が胸にあると思われている証拠でしょう。

これは心臓の鼓動の調子が、感情の起伏により分泌されるホルモンによって変化するからなのです。では、そのホルモンをコントロールしているのはどこかというと、脳なのです。脳の専門家の言葉を借りれば「心は脳が紡ぎだすもの」ということになります。

「心」とひとことで言っても、そこには非常に広い意味での精神活動が含まれます。認知、情動、意思決定、言語発露、記憶、学習などがそれにあたります。これは脳内の数百億と言われる細胞が相互に、秩序のある働きをすることによって行われるもので、スーパーコンピュータでも及ばない処理なのです。言うなれば心は脳の内的現象なのです。

実際に脳に損傷を受けたり、手術によって脳の一部を取り除いたりすると性格が変わったりする、時には人格がまったく変わる場合もあります。実は人の性格を変えるために前頭葉の除去、または処置を行う手術がありました。例えば凶悪犯罪人の性格を変えるための方法として、過去には行われていたようです。映画にもなりました。現在はごく限られた状況でないとこの手術は行われていません。もちろん犯罪抑制といった理由ではなく、疾病対策として行われているようです。しかし自分の脳をいじられることを想像すると恐ろしい感じがします。できるだけこんなことはされたくないものですね。

いずれにせよ、心の状態は私たちが日々生活するなかにおいて、とても大事になってきます。

良き人生とは、心が健やかな状態であると言っても過言ではないでしょう。

つまり脳の健康はそのまま心の健康、言い換えれば精神の健康になります。そして精神と肉体とは私たちが生きていく上での両輪であり、共に健全でない限り豊かな人生を享受することは難しいのです。

もちろん例外もあります。有名な物理学者のホーキング博士はＡＬＳという難病でほどんど動けない状態でありながら、その研究成果において素晴らしい成果を出しています。肉体の不自由さを強靭な精神でカバーしています。そして難病と闘いながらも人生を謳歌しているようにみえます。本当に脳力というものはスゴイ！と思わざるをえません。

ホルモンを味方につけよう！

心の状態が人生の質を決めるとても大切な要素になること、そして心の状態は脳の活動の所産であることがわかりました。

またそこにはホルモンという物質が大きく関与しているということは先ほど述べました。

このホルモンとは、身体の諸器官を調整するために内分泌器官で作られる伝達物質のことです。「体液を通じ身体を循環し、特定の器官に効果を発揮するもの」と定義されています。その種類はたくさんありますが、例えば成長ホルモンや性的ホルモンはよく耳にしますね。これらは文字どおり身体の成長や修復、生殖に欠かせないとても重要なものです。

そして脳内にも活躍するホルモンがあります。それらはドーパミン、セロトニン、ギャバ、β（ベータ）エンドルフィンなどと名前が付けられています。アドレナリンは興奮した時に分泌され、身体を戦闘態勢に適した状態にするホルモンで、ご存じの方も多いでしょう。

またβエンドルフィンは有酸素運動のところでも登場しましたが、脳内モルヒネという名前でも呼ばれる〝快感を引き起こす〟ホルモンです。「モルヒネ」という名前ですが、もちろん違法な麻薬ではありません。しかるべき時に分泌され、その効果は実際のモルヒネをはるかに上回るとされています。言うなれば高度なシステム下で働く幸福感やワクワク感を生み出す、もしくは痛みや苦痛を回避するためのホルモンなのです。

そしてここでも繰り返しますが、**このワクワク感、幸福感こそが人生を豊かにする最も大切な要素であると私は考えています。**

社会的な成功や経済的な豊かさも、人生を豊かにしてくれる要素ではありますが、豊かな人生を送るための十分条件にはなりえません。宝くじで大当たりしても、必ずしも幸せな人生を謳歌できるとはかぎりませんよね。むしろそれによって不幸になった例もあるくらいですから。

つまり、**まず最初に確認しなければいけないのは、豊かな人生の土台となる価値観です。**それは**ワクワク感や幸福感を持続的に感じることができる活動や作業ができているか？　優先的にそれらをする時間を大切にしてるか？**　ということです。

楽しみながらやりがいを感じて行っている仕事や行為こそ豊かな人生の礎なのです。そしてその結果、それが経済的豊かさや社会的成功をもたらしてくれた、ということであれば、これほど嬉しいことはないでしょう。そしてとても興味深い事実は、実際に社会的にも経済的にも成功している方の多くはワクワクすること、楽しいことを優先的に行っているということです。

さて、**ワクワクして脳にも良いホルモンをたくさん出すために、**この項では**好奇心を絶やさな**

いということを提案します。

好奇心は若さの象徴です。例えば、子どもの脳はめざましく成長します。そんな時の脳は見るもの聞くもの、すべてに対して好奇心を全開にします。「あれはなに？」「どうしてそうなっているの？」目を輝かせながらいろいろと聞いてきます。それは、そうすることによって脳が学習して成長することがわかっているからです。その瞬間には脳内ホルモンがフルに出動しているのです。

大人になっても好奇心という火を絶やさないことはできます。そんな大人も私の周りにたくさんいます。そのような方は〝ネオテニー度が高い〟とされています。ここで「ネオテニー」という言葉を紹介させてください。これはもともと子どもの特徴を残してゆっくり性成熟をするという生物学用語です。しかし最近は、大人になっても子どものような好奇心を持ち、ワクワクしながら物事を学習して吸収できるという肯定的意味でこの言葉を使うことも多くなってきました。このネオテニー度が高いほど脳内ホルモンの分泌も多く、脳も若々しいのです。

人生を豊かにするためにネオテニー度を高くすることはとても大切になります。一瞬一瞬をワクワクしながら生きていくことは、大げさではなく人生の宝物だと思いませんか？　大人になってても子どもの時のようにワクワクしながら目覚めることができれば、これほどステキな朝はないでしょう！

愛は惜しみなく与う

「愛は惜しみなく与う」はトルストイの有名な言葉です。人を愛すること、好きになることは今までお話ししてきたワクワク感を最も刺激してくれる行為です。文字どおり、愛することは脳についてもたくさんの恩恵を与えてくれるのです。

ほとんどの方には、若い頃に誰かを好きになって毎日その人のことばかり考えていた時があったはずです。そんな時にはワクワクどころでなく、それこそ胸がキューっと苦しくなったり、少しのことで感動して胸がいっぱいになったりします。**その瞬間にはまさに溢れんばかりの脳内ホルモンが分泌されていた**のです。活力の源が湧き出ている状態です。

ところが歳をとってくると、若い頃のように情熱的な恋をするような状況にはなかなかなれません。むしろそのような状態が簡単に出現すると困ったことになるでしょう。実際、高齢者の施設でも、ロミオとジュリエットのようなドラマティックな出会いがあり、またそれに三角関係が絡んで刃傷沙汰になった事件も少なからずあります。こうなってくると笑うに笑えませんね。

若くても歳をとっていても、行き過ぎた恋愛感情は時として困ったことになります。また盲目的な恋と人を愛することとは根本的に違います。たとえとして恋愛感情を出しましたが、脳を健全に保つために身を焦がす恋愛に陥る必要はありません。脳内ホルモンの活性にはソフトに〝いいなぁ〟と思えるような対象であれば十分です。それに日常で関わりのある人だけでなく、映画やドラマ、物語の登場人物でも良いのです。**むしろその対象をイメージして、なんとなくいい気分になれる想像力こそが大切**になってきます。

そして、このイメージしながら脳を活性化するにあたって音楽がとても役に立ちます。例えば自分の大好きな映画の中で流れていた音楽を聴くだけで、その情景が浮かんできますよね。この〝聴く〟という聴覚の情報から映像という〝視覚〟の情報を呼び起こす、その過程において脳は非常に活性化され、快楽ホルモンがたくさん分泌されることがわかってきました。

気持ちが良くなる上に脳も活性化されます。そうすると気が若くなるだけでなく、実際に肉体にも影響が出ます。それは脳内変化は全身の自律神経系にも影響を与えるからです。女性に好きな男性ができると目がキラキラして肌ツヤが良くなるといいますね。さらに全身の分泌系にも影響が出てきて内臓も若返りが起こります。全身の細胞レベルで変化が出るのです。

また好きな人のために何かをしてあげたい、自分ができることでその人を喜ばせてあげたいと**いう気持ちは人から何かをしてもらいたいという気持ちよりもはるかに脳を活性化させます。**まさに愛こそ人生最大のご褒美なのです。文字どおり、「愛は惜しみなく与う」ですね。

2　脳と音楽

趣味を持つ

豊かな人生を送っている人たちは、まず趣味を持っています。それも本格的に取り組んでいる方が多く、中には〝趣味そのものが仕事です〟という方も少なくありません。その作業に没頭できて時間を忘れるくらいであり、やり終えた後の充実感は実に気持ち良い、そういった時間の使い方ができています。

ちなみに「趣味」という言葉の定義についてインターネットで調べてみると、次の2項目が挙げられていました（出典：ウィキペディア）。

1　人間が自由時間（生理的必要時間と労働時間を除いた時間、余暇）に、好んで習慣的に繰り返し行う行為、事柄やその対象のこと。道楽。

２　もののもつ味わい・趣を指し、それを鑑賞しうる能力のこと。物品を選定する場合の美意識や審美眼に対しての評価。

ここで「道楽」という言葉が出てきました。なぜか少しネガティブな印象を受けますね。「やり過ぎるといけないよ……」と、どこからか声がするような感じです。もちろん物事はすべてにおいてほど<ruby>ほど</ruby>が良いとされているのですが、それを意識しすぎると必要以上に心のブレーキがかかってしまいます。しかし、ここではそのブレーキはできるだけかけないでおきましょう。

脳にとって罪悪感や後ろめたい感じは大きなマイナス要素になります。正しいことは楽しく行えば良いのです。努力すること、がんばることは大切ですが、私たちはそれを「嫌なことを遂行するがまん強さ」と勘違いしていることがあります。

本来、努力とは好きなことを自己実現に向けて継続して行う力であるべきなのです。

そもそも脳にとって、それが道楽なのか仕事なのかの線引きはありません。おそらく私たちは道楽かそうでないかは、それで稼ぐことができるのか、それともお金を浪費しているのか、で区別しているだけなのでしょう。

俗に言う「小原庄助さん」の〝朝寝、朝酒、朝風呂〟などは、道楽の最たるものとして思い浮かべることができます。それは確かに生産性のない行為だからです。しかも小原庄助さんは、生理学的にみても脳にとって正しいことを行っていません。ここで正しいこととは〝脳が喜ぶ、活性化すること〟を指しています。それに趣味や道楽（あえてここでこの言葉を使います）を極めていけば、それが立派な仕事になることも往々にしてあります。

それはなぜか？　人の生産性というものはアイデアと行動力と、それを長期間継続することによって達成できるからです。嫌なことは継続できにくいし、そこからステキな発想はなかなか出てきません。やっぱり好きなこと、ときめくこと、ワクワクすること、そういった自分の心を高揚させることにこそ、いろいろな意味での成功の種は宿っているのです。

実際に偉業を達成した人に聞いてみると、側《はた》から見ていわゆる「**血のにじむ努力**」は**当の本人にとってはそれほどの苦行ではなく、むしろ努力の感覚がほとんどない**という方にお目にかかることが少なくありません。つまり彼らは、いろいろな障害を上回るほどの目的、目標へのモチベーションを持っているということです。

もちろん、私たちは偉業を達成するために趣味を持つのではありません。まずは単純に楽しむために始めるのです。しかしそれが偉業につながるかもしれません。それはそれでおまけみたいなもの、として享受すれば良いのではないでしょうか？

それに我が国の厚生労働省が出している「精神障害者保健福祉手帳障害等級判定基準の説明」によると、精神に障害をもっている方は趣味への関心が低く、それらの活動への参加が難しい、またはできないとして、〝そのための支援が必要である〟としています。

つまり趣味を持ち、それを十分に楽しむことは健全なる行為ということなのです。脳のためにも存分に楽しみましょう！

中年以降の楽器への挑戦は値千金

ところで趣味と言ってもいろいろとあります。さまざまな企業等がリサーチしていますが、60代からの人気の趣味は「ガーデニング」「旅行」「読書」「音楽鑑賞」のようです。

ここでは音楽に焦点を当ててみたいと思います。音楽については音楽鑑賞が上位にあり、その次にはカラオケが好まれているようです。そして楽器演奏もいくつかのリサーチにおいて10位前後にランキングされています。

音楽鑑賞と音楽演奏であればどちらがいいか？　いろいろな意見はあると思いますが、私はより能動型である演奏のほうを推薦します。「踊る阿呆に見る阿呆、同じ阿呆なら踊らにゃそんそん！」ではないですが、聞くだけよりも自分が奏でたり歌ったりするほうがはるかに得るものが多いからです。それは楽しさだけでなく達成感も得られるからです。また認知予備力を高めたり、脳を活性化させるという面からも、こちらのほうが勝っています。

また演奏できるということは〝かっこいい〟ですよね。どんな楽器にせよ、それを演奏できることは周囲から見ると「すごいなぁ」「素晴らしいなぁ」になるのです。褒められると気恥ずかしいものですが、それはそれでワクワクするプラスの刺激ととらえれば良いのです。

それに、この単純に〝かっこいい〟ということはとても大切です。なぜなら自尊心を高めてくれるからです。**認知症の大きな要因である「うつ病」もこの自尊心の低下が問題なのです。**自尊心の低下が脳内伝達物質の低下を引き起こし、正常な判断が難しくなり、さらにネガティブな考えに陥りやすくしてしまいます。

自尊心を持つということは、健全な活動にとても重要な要素なのです。

また次のような研究結果もあります。

スコットランドの大学で行った研究では、楽器の演奏をできる人は、そうでない人と比べて作業をしたときに間違いの確率が低く、たとえ間違ってもそれを修正する反応の速度が速いことがわかった、というのです。そしてこの間違いを修正する脳のプロセスは老化からくるうつ病や認知症の影響を受けやすいところであり、楽器を演奏するといった行為は、脳のこの部分の働きを強化することができるという、とても心強いものです。

楽器を演奏することによって老化からくる認知症、うつ病を阻止する力を強くすることができます。そしてさらに興味深いことは、**若い頃から楽器を演奏している方より、中高年から楽器を触り始めたという方のほうが脳の活性化への働きは大きい**とのことです。まさに中年以降の楽器への挑戦は値千金なのです。

つまり、脳は楽しく新しいことが大好きなのです。そしてその敷居の高さにもコツがあって、脳は〝少し頑張れば達成できる〟、それくらいのハードルの高さがうれしいのです。うれしければうれしいほど、脳は活性化して若さを保ちます。

楽器の選択はとても大事

今まで楽器を触ったことがない方が**中年以降に楽器に挑戦すること**は、とても脳に対して刺激的で**脳が喜ぶ作業**です。新たな楽器への挑戦により、脳の前頭葉がこの上なく活性化することがわかってきています。実はこれ、今まで楽器に慣れ親しんだ方が楽器を弾くときよりも、初心者の方の脳にとって次元が違うくらいにとても新鮮な刺激になります。これはまた昔はピアノを弾いていたけれど、もう何十年も弾いていない！という方にもあてはまります。またすでに楽器を演奏できる方が新しい楽器に挑戦することも、脳にとってとても良い刺激になります。

たとえ新しい挑戦であっても慣れ親しんだ楽器の演奏でも、楽器の演奏は脳にとって素晴らしい栄養であることには変わりありません。それは**まず指を動かすこと**にあります。この指を動かす作業も、言語や思考と同様に脳の高次機能に影響を与えます。そして同時に音を聞き、それをまた指の動きにフィードバックするという、とても複雑な作業を行うのが楽器演奏なのです。

ポイントは**そんな大変な作業が楽器の演奏では楽しく行える**ということなのです。

もちろんはじめからうまくできるとはかぎりません。とくにはじめの頃は思うように指も動かないでしょう。しかし楽しむことにフォーカスして、簡単なことから少しずつ続けていくことができれば、音楽の楽しさや醍醐味を味わうことがきっとできるはずです。そのためにもどんな楽器を選ぶかが、大切になります。

ここで**イチオシの楽器がウクレレ**なのです。

もちろん人によって好みの違いがあって一概には言えませんが、もしあなたが楽器に対してそれほどこだわりがないとしたら、私はいの一番にウクレレをお勧めます。

ウクレレはとにかく軽くて持ち運びが便利。この〝軽くて持ち運びが便利〟というのは、楽しく続けられるということにおいて、とてもとても重要になってきます。最初は高いモチベーションで練習を始めても、必ず壁にぶつかります。そんなときに、やめずに続けることができるか、できないかを分けるポイントに「楽器の機動性」が関わってきます。手元にいつもあって〝すぐに触って音を出す〟ことができる。〝コロコロ〟と比較的周りに迷惑にならない音量と音色で練習ができる。仲間との合奏やレッスンに持っていくことがとても簡単。自転車のカゴに入れることができる。これらは些細なことかもしれませんが、楽器を続けることにおいてとても重要な要件になります。

私もいろいろな楽器を演奏してきました。トランペットにも挑戦しました。まともな音が出るまで1か月以上かかりました。バイオリンもやってみたい楽器ですが、おそらく人と合わせることができるまでに数か月はかかると思います。よほどのモチベーションがないかぎり、そこまで続けていくことは難しいと思います。

ところがウクレレは、まったくの初めてでも、すぐに演奏することができます。私のセミナーでも、楽器がまったく初めての方が1時間半のレッスンで合奏ができるようになります。**そしてそれは特別なことではないのです**。初心者の方でも演奏を通じ音楽を楽しむ自分自身を発見します。この体験は想像以上に感動しますよ！

なんと免疫力もアップするのだ！

楽器の演奏は、脳にとってとても良い栄養になることはわかっていただけたと思います。

では、具体的にどんな良いことが起こるのでしょう？

ここまで、脳が健康であることが認知症の予防であったり老化の予防に繋がると説明してきました。そしてもうひとつ忘れてならないのは免疫力の強化です。例えば楽器を演奏して風邪をひきにくくなる？　うそのような話ですが、実は本当に起こるのです。前述した脳内ホルモンが免疫力を高めてくれるのです。とりわけβエンドルフィンは免疫をつかさどるＴ細胞やＢ細胞、がん細胞をやっつけるＮＫ細胞の増殖、活性化に関わってきます。

楽器を演奏する以外でも何か楽しいことをすれば良いわけですが、今までお話ししてきたように楽器の演奏は脳の活性化にとても効果的で、脳内ホルモンの分泌にとても良い選択なのです。

逆にストレスによりイライラ、怒りが高まればエンドルフィンの分泌は抑制され、代わりにノルアドレナリンという物質が分泌されます。さらに恐怖感が加わればアドレナリンが分泌されます。これらも人類がその長い歴史の中で培ってきた、生き延びるために必要なホルモンです。しかし覚醒を呼び起こし、危険を回避したり闘争意欲を高め、身体を臨戦態勢にするこれらのホルモンは毒性が強く、頻繁に出し続けるとむしろ身体がボロボロになり、老化も甚だしく進みます。

とはいうものの、私たちが生きていく上でストレスは避けられません。だからこそストレスを上手に処理できる方が脳の健康を保ち免疫を高めることができる。そして豊かな人生を謳歌できる心と身体を持つことができるのです。そしてウクレレを相棒にして、このことを実践する人が私の周りでも増えてきています。

耳はなかなか疲れません

先ほど五感についてお話ししました。人の感覚は、視覚で約8～9割の情報を得ているとされています。日常の生活において「目は使っているなぁ」という実感はありますね。テレビやパソコン、とくに今はスマホで目を酷使されている方が多いです。

そのほかの感覚はどうでしょうか？　聴覚や嗅覚、味覚、触覚、これらは視覚ほど意識させられることは少ないと思います。しかし、常になんらかの情報は受け続けています。聴覚もほぼ24時間、なにかの音を感じています。ただ目ほどには疲れを感じません。しかし、耳も当然疲れます。

例えば飛行機の離着陸の音を聞き続けたりすると、難聴になるだけでなく精神的にもおかしくなります。これは空港周辺の社会問題をみればよくわかりますね。また単に大きな音でなくても嫌な音は存在します。ある高さの音、つまり特定の周波数の音を苦手とする場合です。例えば壁やガラスをひっかく音は多くの人の耳を塞がせることになります。また単純な機械音でイライラする経験をもつ人もいるでしょう。決して大きな音ではないのですが隣に座った人のイヤホンから漏れる音や、他人がしているゲーム機からの電子音は耳障りなことが多いのではないでしょうか。

音を脳に伝える細胞は、耳の中にある約1万5千個の有毛細胞です。これは人の一生の中ではとんど休むことがないのです。実は眠っているときにもこのセンサーは断続的に働き続けているのです。もともとタフな器官なのですが、前述したような爆音や嫌な音をたくさん聞いていると確実にダメージを受けてしまいます。それは耳鳴りや難聴として現れます。

そして**一度ダメージを受けてしまうと元には戻らない**というのもこの細胞の特徴です。それは有毛細胞の先の毛が、繰り返される強い刺激で抜け落ちてしまうからなのです。恐ろしいですね。こうならないようにするためには、**聴覚器官にも休息と栄養**を与えて機能の回復を図らなければいけません。休息はとにかく睡眠です。聴覚は朝、起床時に最も鋭敏であり、時間が経つにつれて鈍くなってきます。有毛細胞のしっかりと立っている毛が朝から晩にかけて徐々に倒れていくそうです。そうすると十分に音を感知することができなくなり、疲れすぎると毛が抜け落ちてしまう。そうなる前に休息を与えないといけません。

またバランスの良い食事も大切です。また聴覚にとって心地の良い音や音楽がとても栄養になることも知っておいてください。

視覚は、目を閉じて情報をシャットアウトすれば休息となりますが、聴覚はちょっと様子が違います。耳にとってまったく音を遮断した環境にいると、しばらくの間は休息になり疲れも癒されます。しかし完全な無音状態も長く続けば落ち着かなくなり、ストレスになります。もっとも現実的には無音の環境というものはほとんどないですね。私たちはなんらかの音に囲まれています。つまり聴覚器官を休めるためには、やさしい音・心地良い音を意識して積極的に聴くようにすれば良いということになります。

それは音楽だけでなく、川のせせらぎや小鳥のさえずりなどが聞こえてくる環境に身を置くことも大事になってきます。このような自然界の音は気持ちを和ませてくれます。それが耳を、そして脳をリラックスさせ健やかにする方法なのです。もちろんここでイチオシでお勧めするのがウクレレの音です。〝コロコロ〟という表現が合う、とても耳にやさしく癒される音です。私もこの音のおかげで毎日癒されていますよ。

楽器の演奏が老化を遅らせる！

楽器を演奏することによって思考力が高まったり、認知症の予防になったり、老化を遅らせることができるることが近年の脳科学の研究で明らかになってきています。

これはどういうメカニズムなのでしょうか？

今はｆＭＲＩというＭＲＩの一種である装置で、脳の血流をリアルタイムで視覚化できます。これを使って音楽を聴いている人の脳を調べると、驚くほど脳のいろいろな場所の活性化を見ることができるのです。

そしてもっと重要なことは、楽器などを演奏した場合には、音楽を聴いていたときと同じく広範囲に活性化するだけでなく**脳の伝達信号も活発になること**がわかったのです。

これは私たちが運動をしたときの脳の状態と似ているとのこと。つまり、とてもたくさんの情報を視覚、聴覚、筋肉運動などの領域を含む脳全体で処理していることになるのです。ここで大切なのは、前述した脳にダメージを与えるマルチタスクではなく、**脳全体を使ういわゆる脳内のネットワークを発達させる作業になる**ということです。

もう少し具体的に述べると、脳内のそれこそ数えきれないくらいの場所で情報の伝達が起こり、とくに右脳と左脳の間で情報が行き来して、その橋渡しである脳梁という器官が発達することになると言われています。これは楽器を演奏することでさまざまな情報を関連づけることができる脳になるということです。これもすでに述べた認知症予防の強力な手段である**認知予備力を高める**ことに大きく貢献することになりますね。

こうしてみると、一般的にボケの予防には「手先を使うこと、とくに楽器の演奏などは理想的です」と言われてきたことがなるほどと合点がいきます。

脳のエネルギーは音が左右する

ここでとても興味深い理論を紹介します。言語学者であり音響心理学者のアルフレッド・トマティス博士の理論で、「脳のエネルギーの90％は音が作っている」というものです。

つまり脳のエネルギーは、血液での供給よりも〝聞くこと〟によって作られているとの考えです。それも**耳に良い高周波の音**でないといけない、というのです。実際に子どもに高周波を含む音を聞かせると活動的になり、また高齢者が高周波を含む音を聞かないでいると元気が失われていくとの報告があります。

たしかに私の周りでも、お孫さんや若い女性の高い声に反応が良い高齢の方が少なからずいらっしゃいます。トマティス博士の理論から考えると、ただ単に若いから、可愛いから、キレイだから反応が良い、というわけだけではなさそうですね。

そしてウクレレの奏でる音は、このエネルギーに満ちた周波数帯の音をたっぷり含んでいると思います。ウクレレプレーヤーのジェイク・シマブクロさんもインタビューで「ウクレレの音域は子どもの声の音域に当てはまる」と言っています。そこには脳にエネルギーを与えることのできるパワーを感じます。人々の心、精神にとても響くのです。

実際に私も数々のイベントで、〝なるほど！〟と思い当たる体験をしています。私自身、ウクレレを弾く以前にはギターをメインに演奏していましたが、この2年ほどはウクレレが中心です。ギターのときと同じような場所で同じ曲を弾くのですが、ウクレレで弾いたときのほうが明らかに聞く側の反応が良いのです。はじめはギターよりウクレレのほうが〝めずらしいからかなぁ〟と思っていましたが、どうやらそれだけではないようです。

「はじめに」でも触れましたが、イベント等で明らかに足を止めていただく方が多くなりました。その理由も「なんとなく音が気になり足を止めた」「ワクワクする音だ」「楽しい気持ちになる」といったものです。また「変わった楽器だ」「あんなに小さいのにすごい音が出る」といった意見もありました。

もちろん楽器に単純な優劣をつけることなどできません。ギターも私の大好きな楽器です。そのほか、世の中には素晴らしい楽器が山ほどあります。そしてそれぞれに個性があり、その得意分野があります。ただここで強調したいのは、ウクレレはそのなかでも、とても簡単に音楽の楽しさやそのメリットを引き出すことができる楽器であり、認知予備力の強化に優れている楽器であるということです。

第３章では、そのウクレレについてお話ししていきたいと思います。

第3章

だからウクレレなのです！

1 ウクレレはあなたのベストフレンドになれる

小さくても大きな能力を持った楽器

楽器なんて演奏したこともない！
何から始めていいのかわからない！
そもそも私に演奏なんてできるのだろうか？

こんなふうに思われている方も少なくないでしょう。
そこで、私が提案したいのがウクレレです。第2章でも触れましたが、世の中に山ほどある楽器の中で〝なんでウクレレなのか〟というと、**なにより他の楽器よりも断然弾きやすい、小さく軽い、持ち運びに便利**だからです。またそれでいて単音はもちろんのことコードも簡単なものから複雑なものまでレベルに合わせて弾くことができる。ハワイアンだけでなくて多様なスタイルの音楽を奏でることができる。実際に、近年ウクレレは活躍の場を広げいろいろなジャンルで演奏されています。
またその音色はとても魅力的なものです。私も演奏以外に自宅や出先の広場、公園や森、海岸などでウクレレを鳴らすことがあります。ただただ、ウクレレの音を聴きたくて、鳴らしたくてそうするのですが、〝コロコロ〟と鳴らすとなぜかフーッと肩の力が抜けていき、なんとなく幸せな気分になるのです。本当に不思議な効力です。

　ウクレレプレーヤーのジェイク・シマブクロさんも「人々がウクレレを弾くと、世界はもっとより素晴らしくなる」「ウクレレは世界に平和をもたらす楽器である」と宣言しています。またインタビューでは、「その音の周波数は、人の子どもの声の周波数帯に近い」と言っていました。これも先ほどお話しさせていただきました。楽器というものは、それぞれに素晴らしい音を奏でてくれますが、ウクレレのその独特の音色は、確かに人の心に安らぎと平和のイメージを作ってくれると感じます。

　繰り返しになりますが、**楽器が初めての方のほうが、楽器演奏に慣れている方よりも脳に対してその活性力は大きい**ことがわかっています。

　ウクレレを〝コロコロ〟と鳴らすことで、その刺激が脳に働きかける効果は、初めてであるからこそ絶大になります。さらには次第にコードが弾けるようになり、さらには〝弾きながら歌う〟といった「弾き語り」ができるようになる過程においては、脳の前頭葉が、とてもとても刺激され、またその刺激によって快感が生まれ、さらなる挑戦への意欲が生まれるといった良いことの連鎖が発生します。

実際、**コードを弾くことや、弾き語りはそんなに難しいことではありません**。そして、ウクレレは合奏に適した楽器なので、ペアやグループでの活動により人との楽しいコミュニケーションが生まれ、「認知予備力」の強化にとても役立つのです。

そしてウクレレのハンディさが、とても具合いいのです。自転車の買い物カゴにもヒョイと載せられるくらいの楽器なので、その重たさや持ち運びの手間が楽器を続けることへの手かせ足かせにならない！　これ、とても大事なことなのです。

私もギターを弾いていた時と比べて、明らかに楽器を持っていく機会が増えました。また、この楽器の明るくフレンドリーなキャラクターのおかげでカフェやいろいろな施設、また講演会にも登場することが多くなりました。ウクレレと認知症が結びついたきっかけは、まさにこのウクレレのハンディさのおかげがあったと思います。

さらに**ウクレレをお勧めする強力な理由に、その手頃な価格があります**。

私は、とりあえず始めるにあたって３０００～５０００円くらいのもので十分と思っています。以前は、それこそ数万円くらい出しても鳴りが悪かったり音が合わなかったりするものもありました。しかし、今はウクレレも弾く人が増えてきて、いろいろなメーカーがウクレレを出しています。「このクオリティーでこの値段!?」といった掘り出しものも少なくありません。なかなかいい時代になったと感慨も深くなりますね。

しかし、良いものはやはりそれなりの値段がします。音量や表現力の豊かさは、そのレベルの楽器にならないと得ることはできません。でもそれは、ある程度ウクレレを弾けるようになってわかることです。またそうなってくると、自然とそのレベルの楽器が欲しくなります。その時にはウクレレの演奏力もかなりのものになっているはずです。

いずれにせよ、数千円のウクレレでもとても高価なウクレレでも、基本的な弾き方がわかっていれば十分楽しめます。ピクニックやイベントなどでみんなが知っている歌を一緒に楽しむなど、そのような環境で手軽に弾けるのがウクレレなのです。

可能性は無限大

〝小さくて軽い〟ということは、とても素晴らしいことです。持ち運びが便利ということは代えがたいメリットです。私はもともとギターを弾いていて、ジャズ、フラメンコ、ロックといろいろなジャンルの音楽を演奏しました。ギターもエレキギターやフラメンコギター、マカフェリギターといったちょっと変わったギターまで、さまざまなギターを愛用しました。

ギターもとても素晴らしい楽器で表現の幅も半端ではありません。「小さなオーケストラである」と評されているのももっともだと思います。持ち運びについてもとても便利です。私もいろいろな場所にギターを担いで出かけたものです。今ではたくさんの人がギターを担いでいるのを見かけます。昔のことを考えると、ギター人口も増えたなぁとうれしくなります。

ところが、ウクレレという楽器の携帯性は別の次元です。これは想像以上でした。ギターも持ち運びについては決して悪くないですが、ギターが数キロあるのに対してウクレレは数百グラム。とくに歳をとってからは、この持ち運びの軽快感はいろいろなところでメリットをもたらします。レッスンに出かけるとき、仲間との演奏に向かうとき、その気持ちの軽さは行動のしやすさに直結します。

また携帯性だけでなく**演奏時の身体への負担についてもウクレレにはメリットがあります。**交通事故で脊椎にダメージを負った女性がウクレレの弾き語りをするのを動画サイトで見ました。彼女も元々ギターを弾いていたのですが、ギターだと背骨への負担が大きすぎてダメだというのです。でもウクレレであれば脊椎への負担も軽く、大好きな音楽を楽しめると喜んでいました。そしてとても上手にナットキングコールの「ＬＯＶＥ」を弾き語りしていました。

けがをしていなくても、歳をとるとギターを抱えるだけで大した負担になってきます。そうなってくると演奏したくてもだんだんと気持ちが遠のいてきますね。１００歳を超えても現役でウクレレを弾いていたビル・タピアさんも、元はギタープレーヤーでした。ウクレレに持ち替えたのは大正解と、私は声を大にして言いたいです！

特徴的なその音色

少しでもウクレレという楽器に興味が湧いていただけたのなら、とにかく手にとって〝コロコロ〟と鳴らしてみてください。

でもどこでウクレレという楽器を触ることができるの？と思われる方もいらっしゃるでしょう。今では普通の楽器店であれば、まずウクレレは置かれています。ウクレレを弾く人口も増えてきているので、ウクレレ入門のコーナーを特設している楽器店も少なくありません。店員さんに一言声をかければ簡単に触らせてもらえます。また**弾けないからといって遠慮する必要はない**のです。弾けない場合やまだ弾くことが気はずかしい時には**店員の方に音を出してもらってもいい**のです。

楽器を始めようかな、それもウクレレで始めようかと思われている方は増えてきているので楽器店は初心者でも大歓迎なのです。

またはは周りにウクレレを弾いている人がいたら、その方に弾いてもらったり触らせてもらうのも良いでしょう。ウクレレの演奏会やセミナー等に参加するのもとても良い方法です。楽器の出会いと人との出会いが、一度に実現できます。これは私個人の印象ですが、ウクレレの集いなどで集まった方たちはとてもフレンドリーでした。もちろん他の楽器を弾く方もフレンドリーな方はたくさんおられます。ただ、ウクレレ関係の集まりに出かけたときは、自分が声をかけるより声をかけられることが圧倒的に多く、それも私が初心者で周りの人がほとんど初対面といった状況でとくにそう感じました。「ああ、この楽器を始めて良かった！」と思う瞬間です。

この本を読んでいただいている方は〝何か音楽をやってみたい〟〝ウクレレという楽器はどんなものだろう〟と思っている方が多いと思います。そして、そういった方にこの楽器を実際に触って音を出していただき、その良さを、その秘密を実感してもらいたいと切に思います。

その独特の音色は心を癒す力を持っています。私もいろいろな場所で、ただただ自分のために音を鳴らすことがあります。自宅のリビングで、陽光が気持ちの良い芝生の上で、心地の良い風を感じる浜辺で、せせらぎの音をバックに……などなど、その携帯性ゆえにいろいろな場所に持っていって爪弾くことができるのもウクレレならでは、です。

気持ちの良い環境で心癒される素敵な音を奏でている、そんなときにも、脳では劇的に変化が起こっています。脳内ホルモンであるドーパミンやセロトニンがたくさん分泌されるのです。「音楽によってこれらの快感ホルモンの分泌が促される」、これは有名な科学雑誌「ネイチャー」にも発表されています。音楽によってのワクワクする感じでドーパミンが、気持ちよく癒される感じでセロトニンが出動されるのです。そして前述のとおり、これらのホルモンは脳の健康を保ち、認知症に対抗する強力な武器になります。

それをいろいろな場所でたくさんの機会に行うのです。１回行うよりは２度、３度と繰り返すほうが効果的なのは当然です。また**繰り返し行うことによって習慣の形成、脳のネットワークづくりにおいても、その優位性は確実に高く**なります。

つまりとても素敵な音色がいつも身近にある。気が向いたときに鳴らすことができる。そして、ウクレレは**あなたの行きたいところにお供してくれる。**とても素晴らしいことですよね。

私も身近にウクレレを置いています。またできるかぎりいろいろなところにウクレレを持っていきます。そしていろいろな場面でその音を鳴らします。きっとそのたびに私の脳も、この楽器の音色で癒されて活性化しているのでしょう。

禁酒とウクレレ

ここで、少し私の体験をお話ししたいと思います。実は、3年程前に私は禁酒を始めました。理由は、〝記憶が飛ぶ〟ようになったからです。それまでは友人や上司から、酔っ払って酒席でのことを覚えていないという話を聞かされても、にわかには信じられませんでした。それに、もともとお酒は強いほうだったので、おつきあいでも友達とでも、ワイワイガヤガヤと楽しくお酒を飲んでいました。ところが、知り合いのお店の開店1周年記念で、懇意な常連客が招かれてのお祝いの会でのことです。大きな酒樽を割っての枡酒が振る舞われました。とてもおいしいお酒で、私もタップリといただいたのです。ところが、気持ちよく酔ったのは良いのですが、途中からの記憶がないのです。どこをどうやって帰ったのか、後から考えてもどうしても思い出せない。正気に戻ったのが次の朝です。知らないままに自分ひとりが電車に乗って家に帰り、ちゃんとパジャマにも着替えてベッドに寝ていたわけです。

これには愕然としました。しかし、すぐに禁酒という決心はつかず、その後もしばらくはお酒を飲んでいましたが、一定以上の酔いがまわると同様の状態になり、だんだんと少ない量のアルコールで記憶が飛ぶようになりました。ついに怖くなって、お酒をやめようと決心しました。

しかし、それまでほとんど毎日飲んでいたわけですから、急にやめるといっても、そこはいろいろな場面でお酒の誘惑というものがあります。一仕事終わっての〝お疲れさま！〟のビールが飲みたいときもたくさんありました。そんなときに、**ウクレレを弾いた**のです。そうすると飲みたいという強い欲求が少し緩和されるのです。もちろん完全に消し去ることはできません。しかしその隙にアルコール以外のおいしい飲み物を楽しんで、食事をし、香りの高いコーヒーや紅茶とデザートを楽しむ。ここまでくると〝お疲れさま！〟の一杯の欲求は消えています。そして**飲みたいと思ったときにウクレレをコロコロと鳴らすことが儀式の**ようになりました。

ウクレレを弾くことで**渇望する乾いたものを癒し潤してくれるなにかを感じました**。今から思えばそれば**癒しの脳内ホルモンの分泌**だったのでしょう。

おかげさまで最初の１か月はそれでもなかなか厳しかったですが、それを過ぎればだんだんとアルコールに対する渇望感自体が小さくなって、半年も過ぎる頃にはほとんど感じなくなりました。１年を過ぎる頃には試しにワインをグラスに１杯だけ飲んだのですが、そこから崩れることもなく、その１杯を楽しむことで終わりました。もちろん、もっと欲しいという欲求もありません。今では月に一度ほどは、このようにワインを飲んでいます。それはむしろアルコールを楽しむというのではなく、食事や一緒にいる人たちとのコミュニケーションを楽しむことに重点をおいたものになりました。当然記憶の喪失もありませんよ。これもウクレレの助けがあったおかげと感謝しています。

6弦ウクレレ

一般的にウクレレは4弦です。ところが私は6弦ウクレレを弾いています。私も初めは4弦のウクレレを弾こうと思ったのですが、なりゆきで6弦になってしまいました。これが偶然か必然か？　なかなか難しいところですが、結果的にはとても良かったと思っています。

そもそも私がウクレレを始めたきっかけは3年前、私が52歳の夏に昔からの音楽仲間であったスインギーさかのさん率いるウクレレスイングトリオの素晴らしいジャズの演奏を聴いて「これはすごい！」「ウクレレでこんなことができるの？」とショックにも近い大感激をしたことです。

僕もぜひともウクレレを始めよう、とすぐに思い立ちました。そして楽器選びが始まります。スインギーさんにも相談して、同じメーカーのものにしようと決めたのですが、そのメーカーのホームページを見たときにたまたま6弦ウクレレのキャンペーンがあって、そのPV（プロモーションビデオ）で6弦ウクレレの演奏を聴き一目惚れをしてしまったのです（演奏なので一耳惚れかな？）。

そしてそのPVで演奏されていたのが、中村たかし先生でした。その時は〝すごくうまいなぁ〟と、ただただ感嘆し、聴き入っていたのですが、中村たかし先生もギタリストであり一般的な4弦ウクレレをはじめ6弦ウクレレの演奏・教授・啓蒙で活躍されていらっしゃることをだんだんに知るようになりました。しかしその時はとにかく〝このウクレレが欲しい！〟と衝動的にインターネットで同じモデルの6弦ウクレレを買ってしまいます。今まで楽器は、ちゃんと手にとって自分で弾いてみて、それで購入するかどうか決めていたのですが、その時はどう魔がさしたのか、〝これだ！〟と思って、まだ触ったことのない楽器を買ってしまっていたのです。

しかし、これが大正解になりました。**このウクレレがとても気に入り、ほとんどいつも身近に置いて、事あるごとに鳴らすように**なりました。

前述したように、なにか行き詰まったときなど、このウクレレを鳴らして、その音を聞いているだけで固く結ばれた糸の継ぎ目がフワーッとほぐれるような、そんな感じがして心が軽くなるのです。

また、ウクレレのイベントや集まりなどにも出かけて、とにかくいろいろな人と一緒に演奏するようにもなりました。もちろんはじめはただどたどしく、周りの方にご迷惑をかけていたと思います。でも**ウクレレという楽器とそれを弾く人たちには、なんとなく「とにかく楽しむことが大切、少々間違えたって大丈夫」と受け入れてくれる雰囲気**を強く感じます。

もちろん音楽的にシビアにならざるをえない場面もあるのですが、それでも比較的〝イージーゴーイング〟ですね。そしてなにより**この楽器を通じて人の輪がどんどん広がっていったの**です。つまり**人とのネットワークが大きくなっていきました**。これも私の脳内ネットワークを強化するのにとても役に立っていると思います。

そして実は先日、あのあこがれの中村たかし先生に初めてお会いすることができました。これもウクレレ仲間の繋がりで、その演奏会で私も演奏させていただいたのです。このようにウクレレのおかげで、私の社会のネットワークは驚くほどの広がりを見せました。これで毎日がワクワクしないはずがありません。脳のネットワーク力は現実の人どうしのネットワーク力であることを身をもって経験したのです。

弾き語り、弾き踊りにトライしましょう

ウクレレを弾いていると、自然と歌やメロディーを口ずさむことも少なくありません。至極自然なことなのです。しかもこれが脳にとって有益なマルチタスクになることは繰り返し述べてきました。

そのメカニズムは脳のとても広範囲を使い、それぞれの部署がお互いに連携して数え切れないほどの情報が行き来する、スーパーコンピュータをも凌駕する活動であることもお伝えしました。ウクレレを単に弾く、それだけでも、もちろん良いのです。が、しかし、弾きながらメロディーをふっと口ずさむことがあるのなら、それを発展させないというのはもったいないことで

す。これも前述したことですが、脳は飛び越えられそうなハードルを好む、という性質がありま
す。

つまり〝できそうだな〟、といった刺激にとてもワクワクするのです。**ワクワクするということは、ずばり快楽ホルモンが出ている状態なのですから、認知症予防にとってもファンエイジングにとっても、とてもよい状態**なのです。そして、さらに身体も使うことができたなら一石二鳥、三鳥の効果があります。身体を使うといっても本格的に踊る必要などまったくありません。足拍子や身体を揺するだけで良いのです。音楽を奏でていると、その中にはリズムが発生します。そのリズムに合わせて自然に身体を動かすだけで良いのです。そしてこの身体を動かすことで、脳内のさらに広範囲の部署の活動を促し、より活性化するのです。年齢を重ねても、音楽に合わせて歌ったりダンスを踊ったりする人は理屈抜きで若々しく見えます。**実際にその脳も身体も細胞レベルで若い**のです。

ただやってみるとわかるのですが、足でリズムをとりながら演奏するのはかなり難しいです。それも一曲まるまるリズムをとりながら、つっかえずに弾き終えるとなるとかなりの技術が必要です。なので、はじめは自然にまかせて身体を揺らすなどをします。むしろ直立不動で何かを演奏することのほうが難しいでしょう。そうして少しずつ、身体を動かすことに慣れていきます。そして次の段階として、他の人と演奏したりして自分以外の音を聞きながらウクレレを鳴らして

みます。これがとてもおもしろいのです。

もちろん、はじめはなかなか合いません。しかし、合わなかった音やリズムがピタッと合ったときの達成感はかなりのものです。まさに感動してしまいます。それを仲間と楽しくやっていくとなると、脳が喜ばないはずがありません。

またこのような過程では、決して必要以上にシビアな状況を自身に課すことはないのです。つまり楽しいことを楽しいまま行えば良いのです。もちろん人前での演奏で緊張せざるをえない場面もありますが、それはまたプラスの刺激として楽しめるようになります。どうしても人前で弾くのがイヤであれば、弾かなくてもまったく問題ありません。私の周りでもそんな方はおられます。そのような方でもみんなで和気藹々《わきあいあい》とウクレレを弾くのを楽しんでいます。**それぞれのスタイルで楽しめば良いのです。**あくまで私たちは豊かな人生、健康な脳を育てるため、認知症などを寄せ付けないためにウクレレを弾くことを目的とします。そのためには素直にその行為を楽しく行う、これをモットーにするべきなのです。そしてウクレレという楽器はそれを実現してくれる力強い相棒になってくれることを、私は自信をもって宣言します。

2 人生を積極的に楽しむのが勝ち

加齢と老化

だれでも歳をとります。これは避けることができません。この本の冒頭でもお話ししたとおり、それでも人によって〝老けている人〟といつまでも〝若々しい人〟が存在します。つまり、歳をとることは加齢であり、これは時間の経過なので基本的には万人に平等に訪れます。**ところが老化はそれぞれにスピードが違う**のです。さらに視野を広げてすべての生き物を対象とした場合、この老化というものは実は動物にとってあまり縁がないものなのです。**とくに野生の動物においては、老化するという時期がほとんどありません。**生殖能力がなくなった時点で、ほとんどの野生動物はその一生を終えます。つまり生存競争の厳しい環境の中で肉体的なピークを過ぎれば、それほど長くは生きていけないのです。野生動物にとっては〝ピンピンコロリ〟が必然なのです。

ところが私たち人類だけが、肉体的なピークを過ぎても、生殖能力がなくなったとしても、そこからけっこう長く生存します。

これは何を意味するのか?

答えは脳の違いです。考えることにおいて、その想像力において、私たち人間は他の生き物をはるかに超えています。肉体的には到底太刀打ちできない私たちが、その熾烈な生存競争において生き延びてこられたのも、この脳のおかげなのは疑う余地はありません。そしてその脳は、加齢はしても老化は必ずしも起こらない、むしろ歳をとることによって脳の力はいくらでも伸ばすことができる、ということを本書を通じてお話ししてきました。この素晴らしい天からの授かりものを十分に享受しないと、もったいないですよね。

自分の人生の責任は自分でとる

天からの授かりものを十分に享受する。それは「自分の人生に責任をもつ」ということで実現するのではないでしょうか?　人生においては、事が思いどおりに進まなかったり嫌なことが起こったり、そんなことに遭遇しますよね。そんなときには、ともすれば他人のせいにしてしまいます。私もそんなときがあります。

しかし、そういったときには「いやいや待てよ、よくよく考えてみれば自分の考え方、行動を変えればこの状況を回避できたり、解決できるのではないか」と考えます。この考えを巡らせて主体的に物事に取り組む能力こそ、先ほどお話しした人間の最高の武器だと思います。そうして、一つ一つの問題や課題に取り組み、それを解決し、その過程を楽しむことができれば、その人の脳は鍛えられ、さらに健康になって、楽しく豊かな人生という果実がご褒美として与えられるのではないでしょうか。

自分で種をまいて自分で刈りとる。たまにはその過程で、自分ではどうしようもない嵐が吹いて、せっかく実りかけていたものが駄目になってしまうこともあるでしょう。**しかし、また種をまけばよいのです。**たくさん種をまくことができれば、必ずしっかりと育つものが出てきます。また逆に思いがけない協力者や天の恵みにも遭遇することもあります。それはせっせと、しかし楽しく、その種を育む姿に人々や天が共感するからだと私は思います。なによりその作業を一番楽しまなければいけないのは、それを行っている本人であるべきなのです。

周りを見渡してみれば、そうやって楽しくウキウキと自分の種を育てている人の周りに人が集まるものです。またはそういった人たちがグループになり、共同でまた何かを育んでいくとシナジー（相乗効果）が形成されますね。１足す１が３にも４にもなる瞬間です。その**パワーの輪に参加できることが本当の人生の楽しみでしょう。**そしてそれはまさに、人的ネットワークの形成と脳内のネットワークの強化、認知予備力の強化に直結します。

過去でもない、未来でもない、今にフォーカスします

過去に起こったことをくよくよ悩む。もちろんそんなことはできるだけ避けましょう。歳をとっていっても元気に過ごすことができるのだろうか?などと将来に不安を覚える、それも漠然と不安感だけを感じることはやめましょう。だれもが歳をとり、だれもがいつかはその寿命を全うします。

しかし歳をとってもウキウキワクワクと傍目にも〝楽しそうだなぁ〟と人生を謳歌している人たちがいることを本書でも繰り返し述べてきました。**その方たちは、過去や未来ではなく今に意識を集中できている達人なのです。**本書を手に取り、読み進めているうちに少しでもこのウキウキワクワク感を感じているあなたは、すでにその達人の仲間入りをしているのです。

すべては物事の考え方です。心のありようなのです。

もちろん、人生を無計画に行き当たりばったりでやり過ごすというわけではありません。十分な計画を立て、その上で今に意識を集中するのです。むしろ計画を立てているので余計なことを考えず今まさに目の前のことに全身全霊で打ち込むことができるという具合です。全身全霊とは

大げさな感じがしますが、実はこれが大切なことで例えば子どもが好きなことに熱中している**状態はまさに全身全霊ですよね。この時の脳の状態はまさに幸せホルモンがいっぱい分泌している状態なのです。**「三昧」という境地に達しているわけです。大人になるといろいろと雑念が増えてきて、なかなかこの状態になりにくいです。しかし先ほど申し上げた達人の方がたは、この三昧の境地を作り出すことが得意な方たちです。つまり第2章の「ホルモンを味方につけよう！」で紹介したネオテニーを上手に利用できているというわけです。

そしてこの状態に心をもっていくことはそれほど難しいことではないのです。むしろ私たちは複雑に考えてしまうことでなかなか行動できない罠にはまっているのです。

つまり単純に自分がおもしろいと思うこと、やりたいと思うことをやっていく、そしてそれを今、行うことなのです。〝またいつかできる時にやろう〟ではなく、今やろうと心に決めるのです。

やりたいことを今やろうと思えば、ある程度の準備も必要になるでしょう。最初は小さなことから始めましょう。少しだけ重い腰を持ち上げる、そして準備して実行する。これを積み重ねることができれば、きっとウキウキワクワクの人生を生きることができます。

好奇心こそ若さの証拠

これまでお話ししてきたことは、まさにいつまでも好奇心を絶やさない心で日々過ごしていくことで叶うでしょう。人類の歴史を見てもそのことがよくわかります。他の動物と比べたときの決定的な優位性は、人の好奇心から発生する行動力と言えます。

かつて人類の祖先は森の中に住んでいました。それも木の上で暮らしていたとされています。そしてある日、その森の中から草原に出るという行動を起こします。草原に出ればそれだけ他の肉食獣に襲われるリスクが高くなります。それでも一部の勇気あるものが新天地目指して現状からの脱却を図ります。

それにはいろいろな理由が考えられます。森の中の食料不足もあったと思います。そして数多くのチャレンジャーであった私たちの祖先は他の猛獣に食べられたり、逆に食料が見つからず餓死するものも多くいたに違いありません。しかし今日の私たちがあるように、最終的には他の動物たちとは一線を画して生存競争の中で勝ち抜いていきます。

この結果はまさに、私たちの脳が持っている未知の可能性への好奇心のおかげと私は考えます。確かに一か八かの切羽詰まった選択の結果そうすることもあるでしょうが、基本的にはこうすればもっと良くなるのではないか、といった希望に対してのワクワク感からの行動でここまで来たのでしょう。**私たちの脳にはそうした生存における生き残りのためのメカニズムが数百万年の時を経て構築されてきたと考えます。**

つまり、なにかおもしろそうなこと、新しいこと、ワクワクすることは脳にとってとても良い刺激であり、よりより結果にたどり着くためのホルモンを分泌する材料になります。**当然ながらこのホルモンこそが若々しく保つための重要な鍵になるのです。**ここでいう若々しさは、考え方に限ったことではありません。私たちの身体と心とは当然連動していて、脳の若さは身体全体の内分泌系にも影響します。

若返りホルモンとされる成長ホルモンも脳の指令を受けて脳下垂体から分泌されます。またそれ以外の身体の修復を助ける甲状腺刺激ホルモンや性腺刺激ホルモンなども脳下垂体から分泌されます。これらのホルモンが適正に分泌されれば、細胞レベルで若さを保つことができます。見た目にも肌ツヤが良く、まさにピチピチしてハツラツとした外見になるのです。

実際に私の周りでも、年齢より少なくとも10歳や20歳は若く見える方が少なからずいらっしゃいます。そういった方はまず間違いなく、明るくて好奇心旺盛で、なにより一緒にいて楽しい方がたです。同じ生きていくのなら楽しく、楽しい仲間と一緒に時間を過ごしたいものです。そしてそのように生きていくことこそ、本来の私たちの脳や身体を上手に生かす方法にほかならないのです。**私たちはそうやって生き残ってきた子孫なのですから、遺伝子の中にもそのメカニズム**

が厳然と存在しているはずなのです。

ピン！ピン！ピン！で生きましょう！

今、私は長野県に住んでいます。長野県にはＰＰＫ運動というものがあり、これは１９８０年代に始まって現在も普及推進されています。ＰＰＫとは「ピンピンコロリ」の略で〝ピンピン〟と元気に生きて、死ぬ時には〝コロリ〟といきましょう、というものです。理想的な逝き方ですね。実際、私の周りでも「どこのだれそれが、農作業中に熱中症で亡くなったけど、**〝畑で死ねりゃあ、本望だ〟**」と言われる方がいらっしゃいました。はじめは驚いたのですが、ＰＰＫ運動の存在や鍼灸師として人びととの交流の中で、どうやって死ぬか、生きるかを話すようになり、なるほどと、思うようになりました。

確かに日本人の寿命の長さは世界でトップクラスです。しかし**残念ながら同時に寝たきり老人大国でもあります**。厚生労働省の資料を見ると、元気で活躍できるいわゆる健康寿命と平均寿命の差は男性で約10年、女性で約13年です。これは寝たきりの高齢者がほとんどいない欧米との、根本的な生きることに対する姿勢の違いを表していると言えるでしょう。

例えば胃瘻《いろう》処置に対しても、それが回復の一手段でないかぎり欧米では拒否することがほとんどのようです。日本ではどのような状態でも、とにかく生きている状態を優先する傾向があります。どちらが正しいのか、価値があるのかという、これについての議論はまた別の問題になりますので、ここでは深く掘り下げません。ただ、だれもが生きているかぎりは元気で人生を謳歌したいと願うのは一致した意見でしょう。私もそう思います。ピンピンピンと生きて、コロリと逝きたいものです。

私は鍼灸の仕事で毎日、高齢者の方に接していると「死にたくても死ねない」という切実な思いをぶつけてこられる寝たきりの方がいらっしゃいます。また寝たきりであった方が治療と訓練と、何よりその方の努力で活躍人生を取りもどしたケースもあります。そのような場合、その方は生きていくことに対して、もう一度楽しみやおもしろさを見つけ出した結果として復活されたのだと私は考えます。

本書では、85歳の男性が腰痛のためにトイレにも行けなくなり、寝たきりになってしまったケースを紹介しました。そのまま何もせずにいたら、本当に寝たきり老人になってしまうところだったのが、治療とその後の訓練で、盆踊りを踊れるまでに回復されたのは、この方が「もう一度盆踊りを踊りたい」という明確な目的意識を持ち続けることができたからだと思います。

しかもなにより、**この方がピンピンと活躍できる人生を獲得した背景には、日々の訓練を「おもろい、おもろい」と楽しんで継続できたのが何よりの秘訣**だと考えます。

日々楽しんでできる何かがあることで、すでに人生は豊かになっています。そして生きている間はとにかく生きることに焦点を当てて、死ぬことにはあまり意識を持っていかないほうが良いかな、とも思います。コロリといくことは精一杯生きた帰結として起こるべきことと捉えておくことが、ピンピンコロリの真髄かもしれません。

弾かなきゃ、そんそん！

ここまで、「ウクレレを弾くと、こんなにいいことがありますよ」という内容をいろいろな角度からお話ししてきました。あとはそれを実行するだけです。〝それでもなぁ〟と躊躇する方もいらっしゃるでしょう。一方では、〝じゃあ、やってみよう！〟と踏み出す方もいらっしゃいます。この違いは大きいです。**何事についてもやろうと思ってやらなかったための後悔のほうが、やって失敗した後悔よりも大きく残ります。**それにウクレレを始めて害になるようなリスクは、ほとんどありません。まったくないと言っても良いでしょう。

ここまで読んでいただいた方であれば、本当にあとは楽器を手にするだけ、です。周りにウクレレを弾いている知り合いがいなくても、今では楽器店に行けば店員の方が丁寧に説明してくれますし、サークルや同好会、セミナーやレッスンのことも教えてくれるはずです。またパソコンやスマートフォンでもウクレレの初心者が弾けるようになるための動画が〝これでもか！〟というくらいに溢れています。**またどのように始めても、ウクレレを弾いていれば必ず人との巡り合いが出てきます。**ずっと一生、一人で弾き続けている人なんてまずいません。

そして出会いがあれば、そこでセッション（合奏）のチャンスが生まれます。ウクレレで合奏するというのは他の楽器よりも敷居がとても低いです。もちろん奥は深く、とても高度なアンサンブルもあります。しかし、初心者がウクレレで合奏を始めるときに、それほど構える必要はありません。〝最低これだけは必要な技術〟の修得が容易なのです。

私のところでもまったく初めてウクレレを触った方が、まさにその日にほかの人とアンサンブルを行います。そしてそれを楽しむことができるのです。初めてのレッスンが終わったあと「やって良かった、楽しかった」と皆さんが言われます。**一度この合奏のおもしろさを知ったら、これはやみつきになります。**それほどの快感を脳が得るのです。**そしてそれが、どれだけ脳や精神や身体にとって良いことか**は、本書の中でたくさんお話しさせていただきました。これこそ人生を豊かにする糧になるものであると信じています。さぁ、実際に音を出してみましょう。

本書をお読みいただいた方と、いつかどこかで一緒に、ワクワクしながらウクレレを弾くことを楽しみにしています。

弾かなきゃ〝そんそん！〟なのです。

あとがき

この本は私の初めての本です。以前から「本を書けば？」と言われつつ、なかなか実現できなかったのですが、友人、音楽仲間、メンターの先生、そして家族の励ましと応援でやっとここまでこぎつけました。

ウクレレを始めて今年の8月で3年を迎えます。短い期間でしたが、それこそこの楽器のおかげで、たくさんの人たちと繋がりができました。人との出会いがあり、そこからまた新しい出会いが導かれる、まさに本書で紹介したとおりの私の中でのネットワークが大きく広がっていったのです。ラジオやテレビにも出ました。少し不思議な感じもします。なにか見えざる力に導かれる感じがしないでもありません。

私は神秘論者ではないですし、宗教についても家に仏壇はありつつ、クリスマスを祝う平均的な日本人だと思います。それゆえにこのウクレレの力には感銘せざるをえません。いや、ウクレレの力というよりウクレレを取り巻く人々のおかげというほうが正しいかもしれません。

人生の豊かさとは、その人が生きている間にどれだけ楽しく人と交わっていくことができるかに尽きると思います。しかしいずれにせよ、このウクレレがその要になったことはまぎれもない事実です。

これからもウクレレを通じていろいろな出会いがあるでしょう。またいろいろな方のお話もぜひ聞きたいと思います。あなたのご意見やご質問を聞かせていただければありがたいです。

この本をお読みになって何か気の付くことがあればお気軽にお問い合わせください。

メールアドレス：tsjuon@me.com

ファックス：050－5893－8047

また私のブログもぜひ読んでいただければと思います（「さかねつよし」で検索していただくとヒットします）。

最後になりましたが、私の想いを本にしていただいた、ほおずき書籍の木戸社長はじめスタッフの皆さん、そしてここまで読んでいただいた皆様に、心から感謝の気持ちをお伝えしたいです。

本当にありがとうございました！

平成29年4月5日

坂根　剛

著者略歴

坂根　剛　（さかね　つよし）

昭和37年（1962）大阪市生まれ。長野県佐久市在住。

ウクレレプレーヤー、鍼灸師。

長野県佐久総合病院付属東洋医学研究所勤務を経て独立開業。

現在は演奏活動、鍼灸施術、セミナーによる健康増進・予防医学への啓発に力を注いでいる。

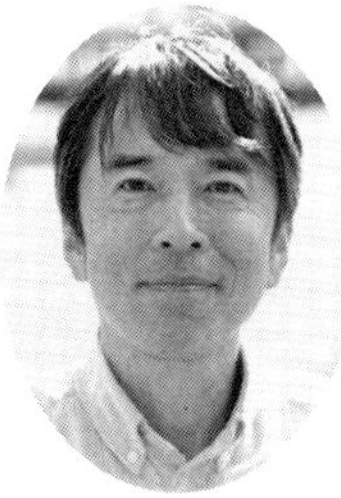

ウクレレで認知症を退治する本

2017年５月15日　第１刷発行

著　者　坂根　剛
発行者　木戸ひろし
発行所　ほおずき書籍株式会社
〒381-0012　長野県長野市柳原2133-5
☎026-244-0235
www.hoozuki.co.jp
発売元　株式会社星雲社
〒112-0005　東京都文京区水道1-3-30
☎03-3868-3275

ISBN978-4-434-23295-4